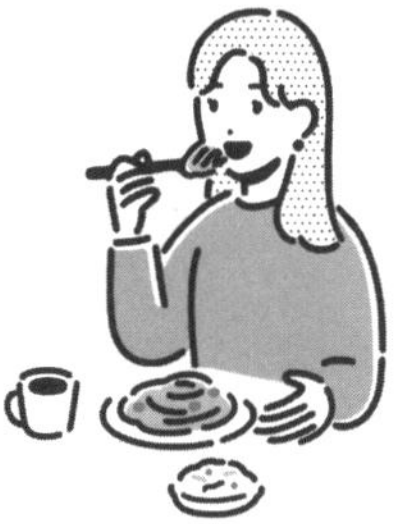

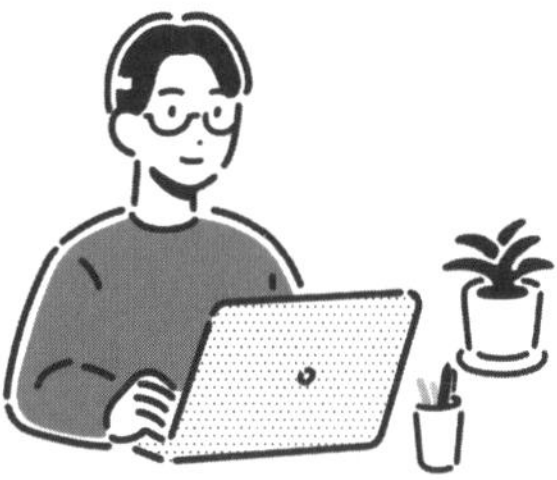

「恋愛・仕事・お金」の悩みと上手につきあうヒント

がん経験者のリアルな生活

NPO法人
がんノート 代表理事 岸田 徹

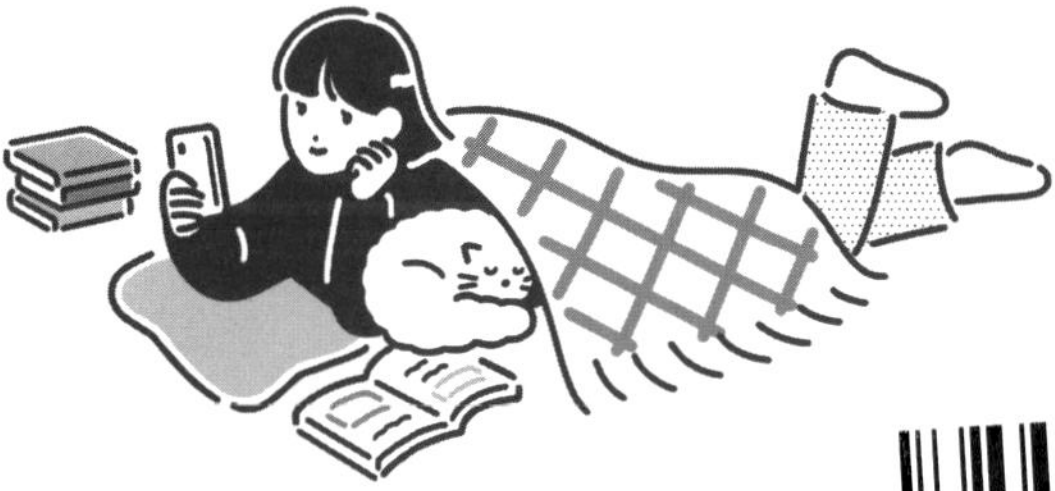

SHOEISHA

本書内容に関するお問い合わせについて

このたびは翔泳社の書籍をお買い上げいただき、誠にありがとうございます。弊社では、読者の皆様からのお問い合わせに適切に対応させていただくため、以下のガイドラインへのご協力をお願い致しております。下記項目をお読みいただき、手順に従ってお問い合わせください。

ご質問される前に

弊社Webサイトの「正誤表」をご参照ください。これまでに判明した正誤や追加情報を掲載しています。

正誤表　https://www.shoeisha.co.jp/book/errata/

ご質問方法

弊社Webサイトの「書籍に関するお問い合わせ」をご利用ください。

書籍に関するお問い合わせ　https://www.shoeisha.co.jp/book/qa/

インターネットをご利用でない場合は、FAXまたは郵便にて、下記"翔泳社 愛読者サービスセンター"までお問い合わせください。
電話でのご質問は、お受けしておりません。

回答について

回答は、ご質問いただいた手段によってご返事申し上げます。ご質問の内容によっては、回答に数日ないしはそれ以上の期間を要する場合があります。

ご質問に際してのご注意

本書の対象を超えるもの、記述個所を特定されないもの、また読者固有の環境に起因するご質問等にはお答えできませんので、予めご了承ください。

郵便物送付先およびFAX番号

送付先住所　〒160-0006　東京都新宿区舟町5
FAX番号　03-5362-3818
宛先　(株)翔泳社 愛読者サービスセンター

※本書に記載されたURL等は予告なく変更される場合があります。
※本書の出版にあたっては正確な記述につとめましたが、著者や出版社などのいずれも、本書の内容に対してなんらかの保証をするものではなく、内容やサンプルに基づくいかなる運用結果に関してもいっさいの責任を負いません。
※本書に記載されている会社名、製品名はそれぞれ各社の商標および登録商標です。

はじめに

この本を手にとってくださり、ありがとうございます。

本書は「自分と一緒だ！」「これは自分と違うな」「え、マジ?!」といった感じで読んでいただければと思っています。また、どこからでも読めるようにしていますので、気になる章からぜひご覧ください。

なお、この本に載っているのは、がん経験者さんたちの「リアルな経験談」です。そのため、治療や医学的なことは、必ず主治医などの医療者に相談してください。あくまでも「参考のひとつ」として読んでいただけると嬉しいです。

ちなみに、この本の基となっている『がんノート』。医療情報は医療者に聞けば教えてくれますが、僕ががんになった当時、一歩踏み込んだ患者側の生活の情報があまりありませんでした。退院後、患者会などで先輩のがん経験者に質問をしたことが励みになり、勇気をもらったのを覚えています。「こういった情報は、みんなとシェアしたらいいやん！」と思い、2014年から『がんノート』というインタビューWEB番組をスタートさせました。

この本には、僕の約9年間にわたる、のべ400名近くのがん経験者さんへのインタビューから100名を超える方のエピソードを載せています。この本を通して、がん経験者さんのエピソードをヒントに、少しでも前向きになったり、工夫を知るきっかけになったりすれば嬉しいです。

2023年9月
NPO法人がんノート　代表理事　**岸田徹**

がんノートの
チャンネルページ

第4章 お金 56

第5章 恋愛・結婚 70

第6章 妊よう性（妊娠するための力） 88

第7章 容姿 102

第8章 食事 114

第1章

治療・副作用

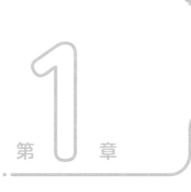

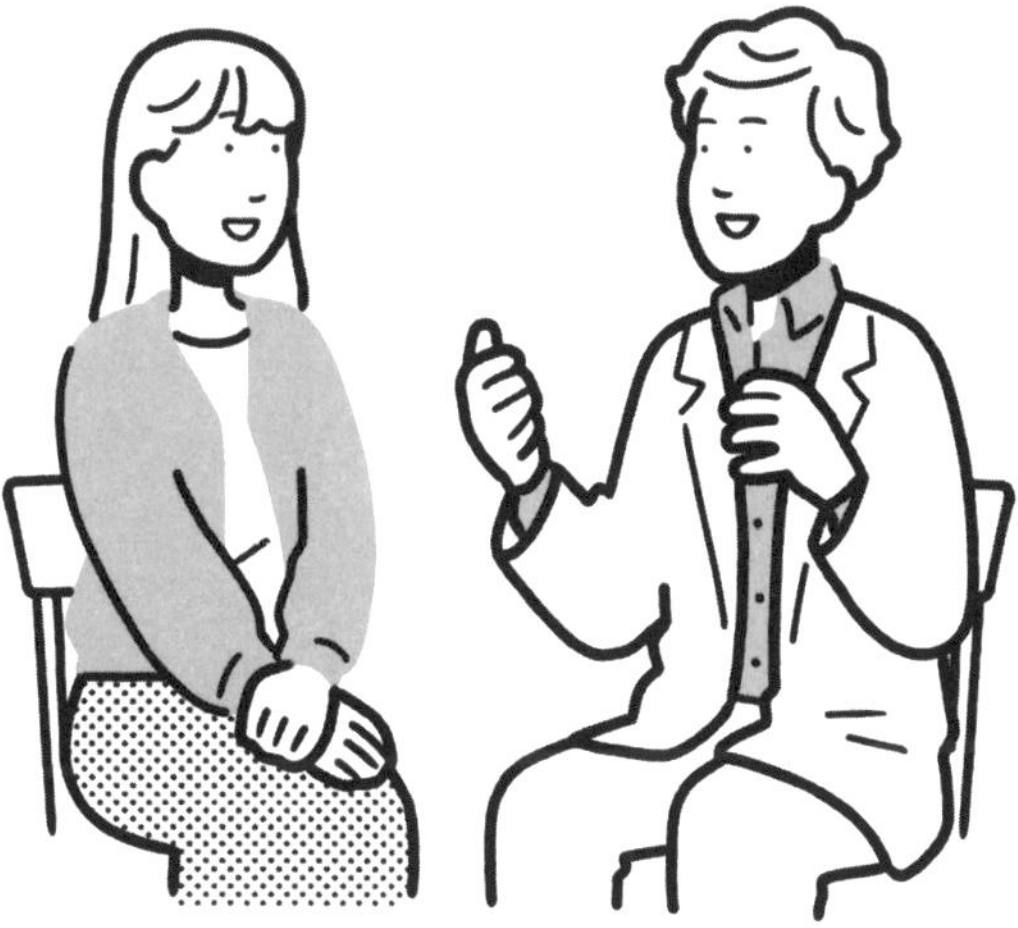

治療と向き合ってきた

がんの治療をしていると、辛くて大変だと思うときがたくさんありますよね。僕は、がんになって5年生存率が五分五分と言われ、なんとか「生きる50％」に入るために治療を頑張ってきました。当時25歳で「若いのに大変ねぇ」と言われたけど、**「2人に1人はがんになる時代だから、若いほうが治療に耐えられる体力があるやん！」とできるだけポジティブに考えるように努めていました。**そして、がんと告知されたとき残りの人生が限られているんだと強く意識しました。だから、残された時間はネガティブよりポジティブに過ごしたほうが、人生の最期によかったと思えるんじゃないかと思って、治療してきました。

ただ、副作用で高熱が続いたときとかには逆に「なんで若くしてこんな辛い思いせなあかんねや」と気持ちが沈んだりも……。そんなときは治療が落ち着いたら温泉に行こう！」など、**楽しい目標を考えて乗り切ってきましたね。**

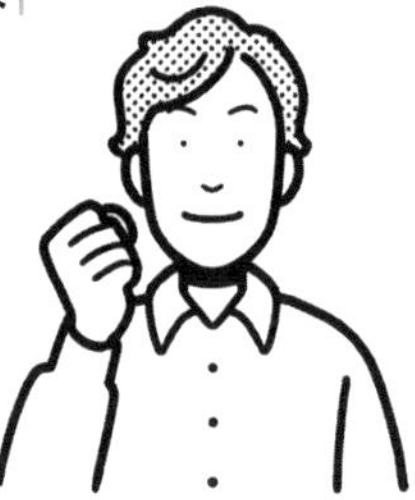

43歳・女性

予定どおり
治療を進めることを
目標にした

私は最初だけ入院で、それ以降は通院しながら治療をしていました。治療中「本当に回復するのかな」っていう不安はいつもありましたね。ただ予定どおりに、もうこれ以上治療期間が延びることがないようにすることを目標にして、まずは治療を進めようと思いながら過ごしていました。

36歳・男性

気になることは
お医者さんに相談した

少しずつ薬が増えていくことが私は不安でした。抗がん剤で痛みが出てきたら痛み止めを飲んで、そのために胃薬を飲んで、そのために肝臓の薬を飲んで……。で、このとき思ったのが「この薬効かない」とか「これは我慢できるな」って思ったら「やめたい」ってお医者さんに相談してもいいってことです。抗がん剤は別ですけど。お医者さんに相談して飲む薬を減らしたのは、個人的によかったです。

46歳・男性

声が出なくなる
可能性があったけど
リハビリを頑張って
話せるようになった

食道がんになって、先生に「これは手術するしかないけど、手術すれば治る可能性はあります。術後、食道発声という方法を身につければ、小さい声だけど出るようになります」と言われました。先生のことを信頼していたので、念のためほかの方法がないかということだけを聞いて、手術をお願いしました。手術で声帯はなくなってしまったんですけど、術後訓練をして、粘膜を震わせて声を出せるようになりました！

18歳・男性

なすがまま
頑張ってきた

当時学生だったので親と一緒にがんの告知を受けたんですが、正直「ずっと死ぬかもしれないと不安だった原因が、やっとわかった」っていう気持ちでした。親はがんということを僕に隠したかったみたいなんですが、がんセンターって聞こえたので「あ、がんなんだな」って(笑)。そこからは「なんで自分なんだろう」とはずっと思いつつ、受け入れるようにしました。死を覚悟した瞬間もあったんですけど、なすがまま、とりあえず頑張ってきました。

34歳・男性

同じ悩みを持つ人と
話しながら副作用との
つきあい方を考えた

治療をしたときに「この薬を飲んだらこういった副作用が出ます」という冊子を先生からもらいました。そこには、副作用に対するケアの仕方なども書かれていましたが、私の場合、あまり参考にならなくて……。1番よかったのは、患者のコミュニティーで、同じ悩みを持つ人に対処方法を聞いたことでした。

34歳・男性

先生に言われたことを
参考に自分なりの
方法を見つけた

病院の先生は治療後の過ごし方（運動・食事など）を指導してくれたんですが、結構高齢者向けだなと思いました。食事も運動も「指導されたことよりももう少しできるな」と思ったので、自分のなかで“適正な無理”を見つけて取り組みました。そしたらだんだんできることも増えてきましたね。自分なりの方法を見つけていくのが大切だなと思います。

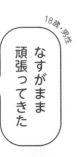

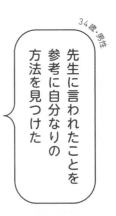

30歳・女性

やりたいことリストをつくった

副作用とかで辛いときは、ひたすら「やりたいことリスト」をつくってました。普段こういったことを考えることってないので、羅列するだけで楽しいんですよね。リストの1つが台湾に行くことで、元気になってから4回も行っちゃいました(笑)。長い治療とつきあっていくのにリスト作成は必要だったし、実際に台湾に行けてすごい楽しかったです。

こんな経験をした人も

33歳・女性

副作用とのつきあい方は随時考えた

先生から副作用について説明されたとき「全部出てくるのでは?」と思い身構えましたね。でも実際のところ、人によって出てくる副作用の内容は違って。だから「副作用を全部どうにかしなきゃ」と身構えるより、出てきたときに随時対応を考えるのがよかったなと思います。

30歳・女性

飲んだ薬の空が自分にとってのお守り

私は治療期間に飲んだ薬の空がなかなか捨てられなくって、集めていました(笑)。で、無事5年間の治療が終わったその日に、一緒に薬の空たちと写真を撮りました。なんか、自分にとってお守りみたいな感じです!

私の

"がんになってからの治療とのつきあい方"

46歳のときに小腸がんになった坂井さん（男性）。ステージⅣと言われて、家族や仕事のことを考え生き抜くために治療や副作用と向き合ったそうです。どのように向き合ったのかお伺いしました。

岸田 治療開始から1か月後に仕事に復帰されて、当時は体調よりも仕事優先という感じでしたか？

坂井さん そうですね、考える余地もなかったというか、家族を養わなきゃいけないので働かざるを得ないんだという判断でした。給料がなくなったときに、どうやって生活していったらいいんだというのはずっとあったので、焦っていたのは間違いないですね。精神的にも辛かったですけど、乗り越えてかなきゃしょうがなかったんで。副作用も我慢していました。

岸田 なるほど。仕事に復帰されてからは、仕事の波には乗れました？

坂井さん 乗れなかったですね。ブランクがあったのと、がんになってから視線を気にしちゃうようになって。「がん患者として見られているな」とか「どういう目で見られてるんだろう」みたいな。こういうふうに悩みながらやってると、なかなか仕事の波に乗れないですよね。

中略（略した部分は動画で聞くことができます）

坂井さん そんな感じで、仕事をしながら抗がん剤を続けました。手術で取り切れなかった分を、点滴（がん細胞を小さくする）と錠剤（小ささを維持する）で。そしたら、ある日先生に「小さくなりました！」と言われて、少し元気になりました。

岸田 ということは、小さくなったから点滴の抗がん剤は中止したんですか？

坂井さん はい、中止しました。結局4か月ぐらいですかね。小さくなったこともやめた理由のひとつですが、副作用がきつかったのは間違いなくて。「点滴をやり続けると、足の裏のしびれが膝のほうまできちゃって、抗がん剤をやめても治らないことがある」と聞いたこともあって。

岸田 あります。ありますよね。

坂井さん 実際いま、足のしびれが取れたかって言われると取れてないわけですけど。膝までしびれがくる前にやめたほうがいいかなと思って。ただ「治療をやめて、また大きくなったらどうしよう」っていう恐怖があったんですね。そこはもう、担当医とよく話し合いをして【錠剤の数を増やして点滴をやめる】という方向で落ち着きました。僕の感覚からすると、小さくなったからというより、副作用がきつくて、このままやってると生活の質がかなり落ちて大変なことになるな、と思ったからですかね。

岸田 で、治療を変えると、生活の質が圧倒的に向上して仕事も波に乗れたと。

坂井さん 乗れましたね。もちろん仕事そのものに慣れてきたっていうのもありますけど、いろいろな副作用から解放されたっていうのは大きかったですね。吐き気・手足のしびれ・皮膚が切れる、この3つは残っちゃったんですけど「この3つさえ頑張ればなんとかいけるな！」と思って、そこからは仕事も波に乗ってきたっていう感じでした。

実際の会話はこちらから！

私の

がんになってからの“10年経ったいまの気持ち”

14歳で鼻咽頭がんになった水橋さん（寛解・女性）と、22歳で慢性骨髄性白血病になった河田さん（休薬中・男性）。お2人に、いまの気持ちをお伺いしました。

岸田 がんになってから10年以上経って、いまがんのことをどう思っているのか。まず先に水橋さんはどう？

水橋さん 難しいですよね。うまく言えないんですけど、自分ががんだったとは思っていない（笑）。

岸田 おっ?! なんか記憶から抹消してるのかな？（笑）

水橋さん いや、なんですかね（笑）。「共に」でもないし、「さよなら」でもないし。「自分ではない誰かががんだったのを見ている自分」みたいな感覚になってくるんですよね。自分ががんだったとは思ってない。けど、がんに関する活動をしているっていう、わけのわからない感じ（笑）。周りの環境や出会う人とかで、時間とともに考えが変わってきたのかな、って思います。

岸田 ほぉ～～そっか。こんな感じで、がんになった記憶がないような水橋さんですけど、がっつり若年性がん患者団体の「STAND UP !!」で副代表をされていますからね（笑）。水橋さんの場合、自分のがん経験を過去の話にできて、かつ客観視できているのかもしれないですね。

水橋さん はい（笑）。ありがとうございます。

岸田 では、河田さんはどうです?

河田さん いや、いまの水橋さんの話がすごくよくわかるところで(岸田:おぉ〜?!)。僕も、自分ががん患者であるってことは、忘れがちというか。いまはがん患者としてはひとつ降りちゃったような気持ちがあります。ただ、毎日がんのことを考えて生きているので〜(笑)。

岸田 え、どうゆうこと?! ちょちょちょ、怖い怖い怖い(笑)。

河田さん (笑)。自分のがんのことは『がんノート』とか患者会とかで話すときに振り返ったり。あとはがんに関する研究者になろうとしてからは、毎日がんのことを考えてますね。ただ、自分のことは正直忘れているときがあるなっていう感じです。

岸田 あ、自分のがんの経験はふと忘れていることがあるけれど、河田さんの場合はお仕事だったり研究だったりで、がんのことを勉強しているから、常にがんが頭のなかにはあるってことですかね?

河田さん そう、頭の片隅にずっとある(笑)。

岸田 なるほど。でもそう思ったら、お2人ともがんに関する活動はずっと続けておられますよね?

河田さん そうですね。やっぱ患者会は、僕もすごく救われたので。がんと診断されてから、全然同じがんの人に会えなくて、家に引きこもってた時代が長くて。そういうところから抜け出すきっかけが患者会だったので、ライフワーク的にできたらなと思って、いまも続けていますね。

実際の会話はこちらから!

第2章

家族・友達

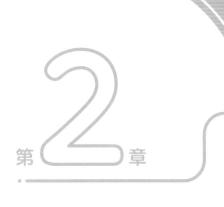

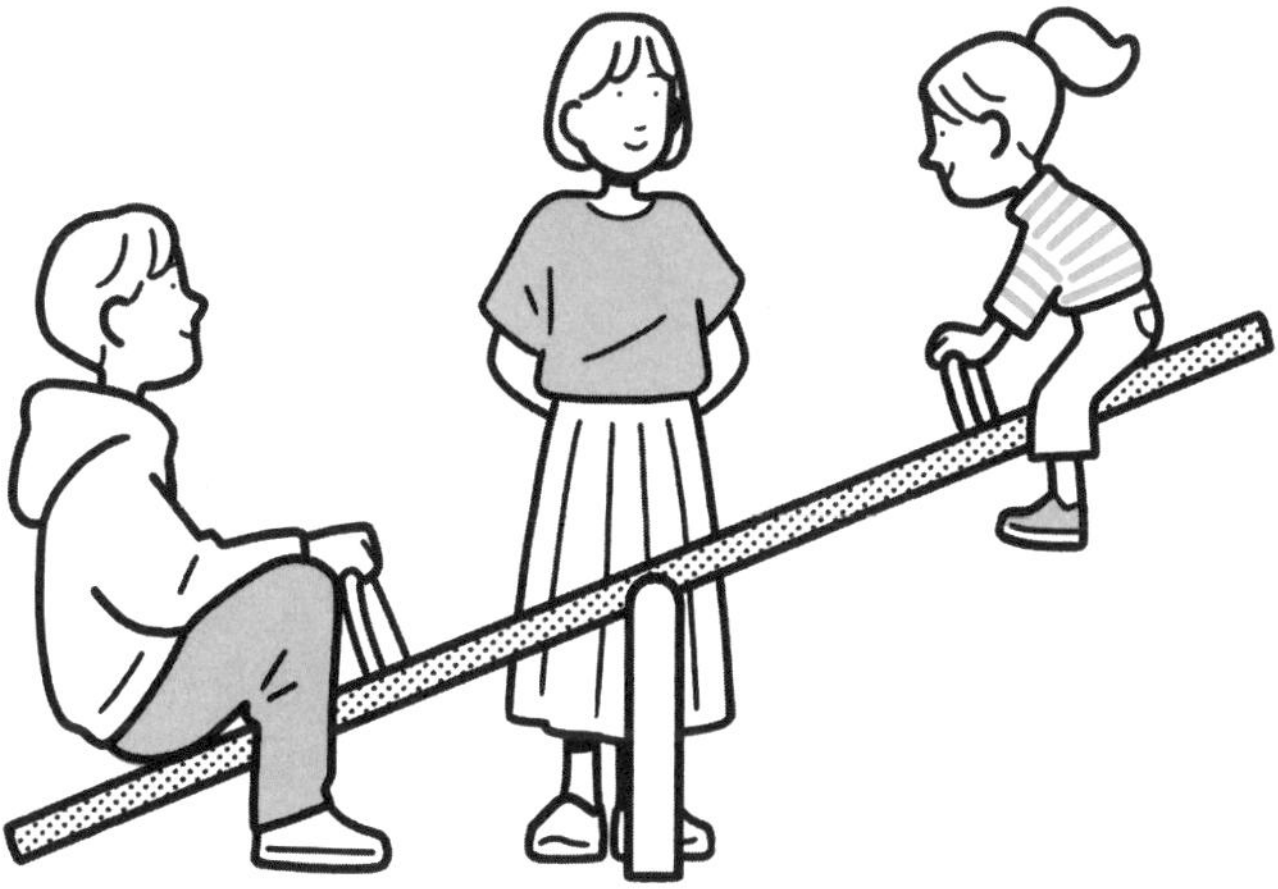

がんのことは家族や友達に話した・話さなかった

「話す・話さない」には、絶対こうしないといけないということはないので、あまり気を張らずに考えてみてくださいね。**なにより「治療などがスムーズにすすむ・ストレスがない」ことが大事だと思います。**「身近な信頼できる人」には話していても「それ以外の人に言うか」悩むという人もいます。ちなみに僕は「どちらか迷ったら言う」、そのほうがストレスがなかったですね。みんな急に優しくなってくれるので（笑）。

そのほかにも、「自分のなかでがんのことをきちんと整理できていないと、うまく伝えられない」という人も多いようです。だから焦らず、自分の環境が話すことによってよくなる（サポートなどをしてもらえる）のか、それともあまりよくならないのかを考えてからでもいいかもしれません。周りに**話したくない人はそのまま話さなくても全然いいと思います。「周りに心配かけたくない」だったり「自分のことで精一杯」だったりすることもあると思いますので。**

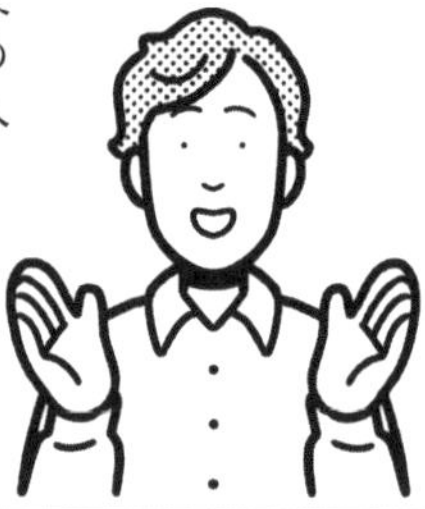

18歳・女性

**がんのことを
知っておいてもらう必要が
あるかどうかで決めている**

病院には同世代の子がおらず、友達も新しい生活が始まるタイミングだったのでなかなか連絡をとることもできず……。誰にもがんのことを言えない入院生活はかなり辛かったです。退院してから少しずつがんのことを伝えるようにしてみたら、心は少しラクになりました！　ただ、全員にはオープンにする必要はないかなと、いまも思っています。その人と関わるなかでカミングアウトが必要になってくる人にはきちんと伝えるようにしていますが、イチ個人として関わる人には特に言う必要もないかなと思っています（相手も知らないほうが楽かなと……）。

43歳・男性

**母にはがんのことを
伝えなかった**

私の父ががんになったときに周りからナンチャッテ医療のようなものを勧められて、母も父にその医療を推奨しました。その後、父は回復することなく亡くなってしまいました。次に自分ががんになり、「そのことを母に伝えたらそのときと同じようになるかもしれない」と思い、言えませんでした。できるだけバレないように、母の前では薬などを飲まないように気をつけていました。伝えられない・伝えたくない理由があるのであれば、伝えないこともひとつだと思います。

42歳・男性

自分のなかで
話す・話さないの
ルールをつくった

自分のなかで、がんのことを言う人と言わない人のルールをなんとなくつくりました。たとえば、がんのことは「口が堅い人・上司・同じ境遇の人」などに絞って話していました。でも、いつの間にか職場で広まっていたり……。そういうことも考えて、どこまで話すか・誰に話すかを決めないといけないなと思いました。

22歳・女性

仲がいいからこそ
話せなかった

仲がよかったからこそ、話せない派でした。「言ったら相手に迷惑になるかな・リアクションに困るだろうな」って思うと「がんのことは言っちゃいけないんだ」って感じて。でもがんのことを話していないと、入院とかで長期間休んだら「精神的に病んだのかな」っていう雰囲気になることもあったり。「そうじゃないんだけどな」と思いつつ「いまさら話すのもな……」と思い、結局言えませんでしたね。友達と一緒にいるときとかも、ふと泣きそうになったらトイレに駆け込んで泣いて、切り替えてみたいな感じでした。

29歳・女性

前向きな言葉を
かけてくれた

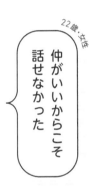

私はがんと言われてから、まず父に言いました。そしたら「きちんと治療を受けて、一緒に頑張ろう」って言ってくれて。そのあと母に伝えたときも「そうなんだ。じゃぁ治すしかないね」って。両親とも心のなかではすごい動揺してたと思うんですけど、結構冷静で。それを聞いたときに、私も「確かに治すしかないな」って思いました。個人的には、前向きな言葉をかけてくれて本当によかったなと思います。

23歳・女性

当時は言えず 5年越しに伝えた

「がんのこと、いつ言おうかな」って思ってたらタイミングを完全に見失ってしまって、友達には伝えていませんでしたね。同情されたくもないし、言わなくてもいっかなみたいな。でも、5年目を迎えたところで「言ってもいいかも」って思って「実は、いまさらだけど……」って感じで数人に伝えました。あんまり驚かれませんでしたね。

35歳・男性

エイプリルフールに がんを カミングアウトした

どうやってみんなに言うか、相当悩みました。すると、ちょうど4月1日だったので、軽めにみんなに伝えようと思って、SNSでがんになったことをカミングアウトしました。「応援してる!」というコメントもありましたが、「どっちですか!?」というコメントもたくさんありましたね(笑)。ただ、言ったら気持ちがスッキリしました。

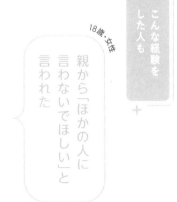

こんな経験をした人も

18歳・女性

親から「ほかの人に言わないでほしい」と言われた

私は「友達命」だったので「友達には私ががんであることを知っておいてほしい。お見舞いにも来てほしいし、死んだときにはお葬式にも来て欲しいな(笑)」と思っていました。ただ、親からは「田舎だとすぐに噂になるから、誰にもがんのことを言わないで欲しい」と言われ「私の気持ちはどうなるの?!」で、喧嘩しました(笑)。結局親を説得して昔から仲が良かった友達数人にだけ伝えました。

がんのことを伝えたタイミング

これもよく悩む問題ですよね。ただ、**伝えたいと思ったときで大丈夫**。僕の場合、最初に伝えたのは会社の上司でした。そのときは仕事が第一だったので(笑)。友達には遊びの誘いの連絡がきたときに「ごめん！　行かれへんねん。がんなってもうて。治療終わったら行くからまたの機会に誘って！」と伝えていました。友達も驚いたと思いますが、**なるべく深刻さを出さないようにしていましたね**。最後に、家族には治療方針の説明を聞きに行くときに伝えました。医師から説明を聞いているときに、ふと横をみると親が「この世の終わり」みたいな顔をしていたので「大丈夫！　頑張るから！」って気丈に振る舞ってました。もちろん僕もショックを受けましたが、周りの人のほうがショックを受けているということも。そう思うと、**がんという言葉は周りもびっくりすると思うので、伝えるタイミングは「ある程度自分が落ち着いているとき」がよいかもしれないですね**。

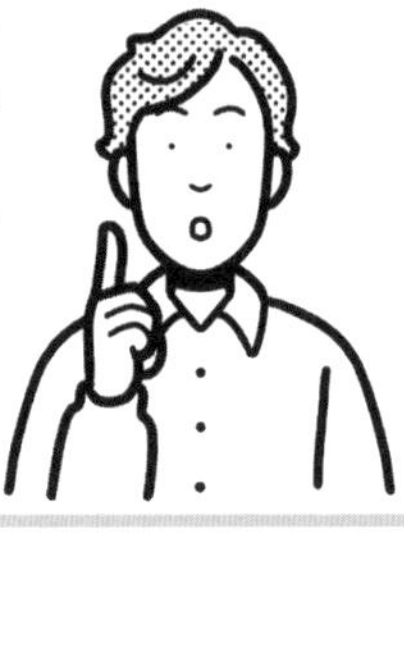

39歳・女性

方針やスケジュールが
決まってから伝えた

僕は、家を出てから15年ぐらい経ったときにがんになりました。ずっと親元を離れていると、親に伝えるときが1番緊張しましたね。どうやって伝えようかなっていうのがすごくて……気を遣ったのを覚えています。直接顔を見ていれば「結構大丈夫そうだな」とか「元気そうだな」とかわかると思うんですが、離れてたのでどうしても電話になっちゃいました。電話だと「明るい声を出さなきゃ」とか「淡々と伝えなきゃ」と思って……僕はできるだけサラッと言いましたね。あとは、闇雲に言っても不安になるだけだろうなと思ったので、治療のスケジュールや治療方針がハッキリしてから伝えるようにしました。

27歳・女性

自分のなかで
がんのことを
整理できるまで
伝えるのは控えた

周りのがん経験者の友だちを見ていても、言うタイミングは人それぞれだなと思います。個人的には、自分のなかでがんについて整理できていないとオープンにするのは難しい、と思います。私は「腫物扱いされるのは絶対嫌だ」と思っていたので、自分なりの言葉で「がんになったけど△△だから大丈夫だよ!」と話せる状態になるまで、がんのことを伝えるのは控えていました。そうじゃないと相手も困惑するかもしれないな、と思ったので。

16歳・女性

仲良くなるまで
秘密にしている

毎日きちんと自分なりに生活できているので、あえて言う必要もないかなと思っています。なので、仲のいい関係になるまでは言わないようにしています。ただ、仲良くなったらできるだけ早く言いたいなと思ってます。やっぱりずっと言わないでいるのは相手に申し訳ないというか、どうしても気になってしまうので!

私の

がんになってからの“家族の関係性”

52歳のときに、スキルス胃がん（ステージⅣ）で腹膜播種・リンパ節転移あり、遠隔転移ありの手術不能、根治手術不適応と診断を受けた轟哲也さん（男性）。診断後の家族の様子などを、轟さん夫妻にお伺いしました！

岸田 スキルス胃がんだとわかって哲也さんから奥さんの浩美さんには検査後に連絡したとのことでしたが、息子さんや娘さんにはどう伝えたんですか？

浩美さん 息子には私から伝えました。診断を受けた日が息子の誕生日だったんですけど、もう頭のなかから飛んでしまって、とにかく息子に連絡しなきゃと思いました。社会人で、かつ1人暮らしをしていたこともあって、私のなかでは頼る人はこの人しかいないと。連絡をしたらすぐに飛んで来てくれました。息子はとにかく私に「大丈夫だよ」って泣きながらも声をかけてくれて。で、娘にはそのあと伝えました。「わかった」と一言だけ発したあとに、一粒涙を流している姿があって、それが1番キツかったですね。

岸田 娘さんとは会って？

浩美さん はい。当時は大学生で、まだ一緒に暮らしていましたので……。

哲也さん 私は「余命数か月でいなくなる」っていう覚悟があったので、どうってこともなかったんですけど、娘の涙を見たときに「あ、この子のために生きなきゃな」って思いました。

岸田　そっか。じゃあ、子どもたちには素直に伝えて。そのあと旅行に行かれたんですよね？

浩美さん　そうですね。息子も1人暮らしをしていたので「家族4人でどこかに行く」っていうことが10年以上なかったんですね（哲也さん：なかったね）。それでまぁ、このときは「最後の旅行になるだろう」と思って、息子にも娘にも休みを取ってもらって行きました。

中略（略した部分は動画で聞くことができます）

浩美さん　旅行では、息子と主人でダイビングもしたりしました。

岸田　マジっすか？　え、胃がん大丈夫なんですか？

哲也さん　大丈夫（浩美さん：いや大丈夫も何も、やりたいことはやりましょうってことで）。

岸田　そっかそっか。

哲也さん　息子はつきあってくれたんでしょうね。私が「ダイビングしたい」って言ってたので。

岸田　素晴らしい本当に。じゃあいまも息子さん・娘さんが支えてくださっているっていう感じ？

浩美さん　そうですね。もちろん支えてもらってますけど、私たちが2人でできるうちは彼らの人生は邪魔しないというか。私たちの影響を与えたくないと思っているので、特に何か支えてもらわなきゃいけない場面じゃないときは言ってないです。ただ、お医者さんの話を聞くとか、そういうときには息子を呼びます。娘はちょっとしたことで心配してくれるんですけど、いまはまだ自分の人生をちゃんと歩んで欲しいと思っているので。

岸田　なんかすごいですね。本当に、親心っていうか。やっぱ、娘と息子の将来を考えて（浩美さん：それはね！）。素晴らしい。ありがとうございます。

実際の会話はこちらから！

がんのことを伝えるときに意識していること

僕は**「見通し」も含めて伝える**ようにしていました。いまどんな治療をしていて、これからどうなっていくのか。たとえば「いま首と胸とお腹のリンパ節にがんが転移してんねん。これから抗がん剤と手術をやる予定。ただ、こんな状況でも余命宣告されてへんし、治療成績も五分五分もあるらしいから大丈夫やで！」みたいな。あと、僕の周りでも「この雑誌に載ってる治療をしたほうがいいよ」「この食品ががんに効くらしい」と親切心から言ってくれる人がいるのですが、**まずは治療のガイドラインに従ってやっていくこと（標準治療）が大事。だから「治療は主治医と相談して進めているから大丈夫やで。心配してくれてありがとう」と伝えていました。**

そして、周りの人へ。「△△をしてたから、がんになったんちゃう？」とか絶対言わないよう注意してもらえると助かります。原因を追求するんじゃなくて、一緒に今後のことを考えてくれるほうが、がん経験者として嬉しいです！

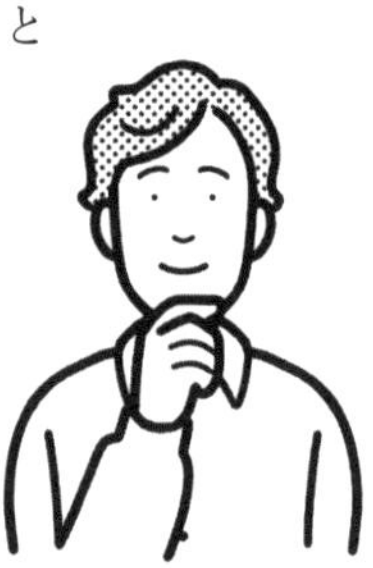

34歳・男性

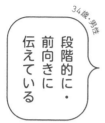

段階的に・
前向きに
伝えている

親などの年代では「がん＝死」というイメージが強いので「先生の言うとおりにしたほうがいいよ!」とか「セカンドオピニオンとかって、失礼じゃないの?!」と言われるかもしれないなと思いました。なので、僕の場合は「最大のリスクについては話さない」「前向きな内容を話す」「徐々に段階的に伝える」などの工夫をしながら、がんのことを話すようにしています。

34歳・男性

相手によって
伝える内容を変えている

私はステージⅣだったので、いまのように過ごしていることが想像できず、診断されたときから周りにがんのことをオープンにしていました。でも、いま考えてみると【みんなに同じ情報を伝える必要はなかった】【どの人にどう動いてほしいかや相手の性格によって情報を変えるべきだ】と思います。たとえば、情に厚い人なら、いま見える最悪の未来を伝えたほうが「なんて大変なんだ、助けてあげよう」と思ってくれるだろうし、リスクを考えて動く人なら「治療をしながら徐々に頑張っていきます」といった風に前向きに伝えるのがよいなと思っています。

こんな経験をした人も

19歳・男性

頼ることも
愛すること

がんになってから、金銭面などで両親や周りに負担をかけているなと感じて「ごめんね」という言葉をよく使うようになっていました。そんなときに、ある人に「頼ることも愛すること」という言葉をもらい「甘えたり、頼ったりすることも大切なのかもしれない」と思うようになりました。この言葉を意識するようになってから「ごめんね」よりも先に「ありがとう」を伝えられるようになりました。

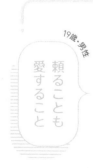

子どもにがんのことは伝えた・伝えなかった

株式会社メディリードと一般社団法人キャンサーペアレンツが行なった調査※によると、子どもにがんであることを伝えているのは73％、そのなかで**子どもに「伝えて良かったと思う」は87％**、「伝えて良かったのか悪かったのかまだ判断できない」が13％で、**「伝えないほうが良かったと思う」と答えた人は0％**でした。僕の周りには、子どもにがんのことを伝えていない人ももちろんいますが「言っていないけど、子どもは親ががんであることに気づいているかも……」と話す人もいます。案外、子どもは気づいているかもしれませんね。

ただ**「子どもはまだ小さいから伝えないでおこう」という判断も全然アリです**。また、子どもが小さくて、どうやって伝えるか悩んでいる方には、方法の1つとしてキャンサーペアレンツが出している『ママのバレッタ』という絵本があります。がんになった母と娘のやりとりが描かれた絵本ですので、これを活用して伝えている方もいますよ。

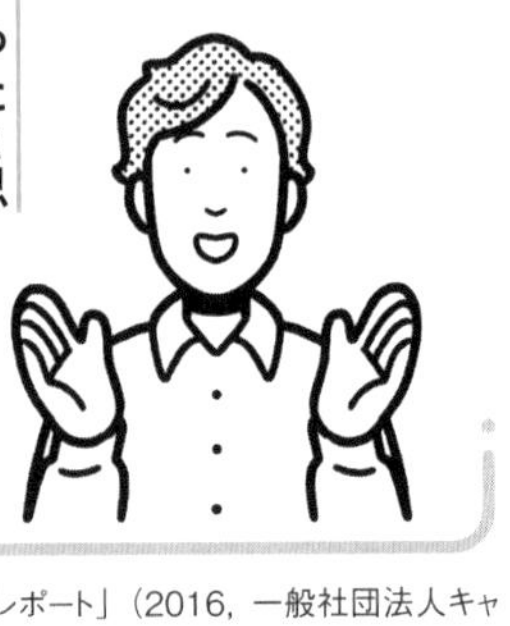

※「がん患者のコミュニケーションに関する実態調査 レポート」（2016，一般社団法人キャンサーペアレンツ・株式会社メディリード）（https://cancer-parents.com/news/72）

43歳・男性

**4年かかったけど
子どもに伝えた**

日常生活のなかで「きっと子どもは私の言動に違和感を覚えているはずだから言おう」と思っても、どう言えばいいのかわからない……。1対1で言う勇気もなかなか出ませんでした。そこで、がんの仲間の親子と一緒に旅行に行って、2人で一緒に子どもに話しました。子どもはやっぱり気づいていました。

42歳・女性

**物事をしっかり
理解できる年齢なので
すぐに伝えた**

子ども（小5）には「こういう病気で、こういう治療をしようと思っている」「手術したら顔のかたちが変わるかもしれないし、△△を失うかもしれない」「周りの友達からも何か言われるかもしれない」などを伝えたあとに「それでもいいかな？」と聞きました。すると「ただ、いてくれるだけでいい」と言ってくれて、大きくなったなと思いました。そのあと、がんをとおして子どもたちも成長したと思います！　命について考えたのかもしれません。

36歳・男性

**絵本を使って
がんのことを
伝えた**

僕ががんになったとき、子どもはまだ4歳でした。口頭だけだと難しいかなと思って『ママのバレッタ』を読みながら「パパもこの病気で△△ができないんだよ～」と伝えました。そのときに「まだ、完全に理解できているわけではないだろうな」と思ったので、そのあとも都度「できないこと」を伝えるようにしています。

36歳・男性

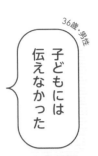

子どもには伝えなかった

僕の母親ががんで亡くなったこともあり、子どものなかには「がんになったら死んじゃう」という認識があるかもと思い、ひとまず伝えないことにしました。入院することになったときにも「口のなかに、おできみたいなものができたから入院するね」と言って、がんのことは言いませんでした。

45歳・男性

パートナーがいつの間にか伝えていた

がんと診断されたとき子どもはまだ3歳ぐらいで、たぶんそこまで状況を理解できていなかったと思います。ただ、大きくなるにつれニュースとかも見るようになり、そういう言葉も覚え。それで余計に、いつどうやって伝えようか悩みました。そしたら、いつの間にか妻が子どもに「パパ、がんだったよ」みたいな感じで言っていたらしく、気がついたらがんのことを知っていました。がん自体は落ち着いていたので、結果的にはよかったです。

41歳・女性

入院生活が始まる前に伝えた

当時上の子が小学5年生で、学校で白血病の女の子の本を読んだらしくて、私が「病気になったんだ」っていう話をしたら、すぐに「白血病?」って言ってきました。図星だったんですけど、やっぱ名前のインパクトがありすぎて、そのときはすぐに言えなかったです。大体告知から2年後ぐらいに子どもには話しました。というのも、そのあと移植をして入院生活が長くなりそうだったので、家のこととか自分のことは自分でしてほしいなと思って。ただ、一緒に住んでいても見た目的には元気にしていたので、比較的すんなり言えたのかなと思います。

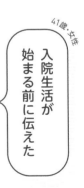

40歳・女性

退院後に環境を整えて話した

娘（高校生）には、旦那がすぐに話してしまって（笑）。ただ息子（小学生）には、年齢的なこともあり私から伝えたほうがいいだろうなと思って、口止めをしました。退院したあと「家族がいる落ち着いた状況」で「子どもが学校で嫌なことがなかっただろうなという日」に「お菓子を食べながら」入院した理由（がんのこと）を話しました。そしたら「え〜?!　そうなの〜?!　入院してるときに言ってよ!」って言われましたね（笑）。退院したあとなので、元気な姿を見せながら話せたのでよかったです。

こんな経験をした人も

31歳・女性

子どもの友達関係で……

行事で学校に行くことがあったんですけど、そのとき私は髪の毛がなかったので簡単なカツラみたいなものを被って行ったら、ほかの子たちから「坊主」みたいなことを言われて。そしたら、普段おとなしい長男が戦いに行く感じだったんですよね。で、「いつもそんなふうに言われてたの？　嫌な気持ちになってたでしょ。ママ髪の毛がなくてごめんね」って伝えたあとに「いままでこのことなんで言わなかったの?」って聞いたら「このこと聞いたらママが悲しむでしょ?」って言ってくれて。私が悲しむから我慢してくれたのかな、ということがありました。

周りに辛さやしんどさが伝わりづらいことがある

「がんになったことがない人」が周りには多いと思うので、がん経験者の痛さや辛さ、しんどさについて想像がつかない人が多いです。何気に医療者も（笑）。なので、たとえば**痛さを伝えて対応してもらうときは、単に「痛いです」と言うだけではなく具体的に伝えるとよいかも。**医療現場では「いままで経験した1番強い痛みを10として、いまの痛みはどれくらいですか？」と聞くこともあるそうです。これを自分なりに活用して、たとえば「耐えられない激痛を10とすると、いまは8ぐらいです」と伝えてみたりするとよいかも。すると医療者もイメージしやすいと思います。僕の場合は「10、いや13です！」と勝手にオーバーさせているときもありました（汗）（よい子は真似しないでください）。そのほかにも「手足のしびれ」を伝える場合「長時間正座をしたあとに足を崩したときの感じ」と**例えながら話すと、がんになったことがない人でもイメージしやすかったりするかもしれない**ですね。

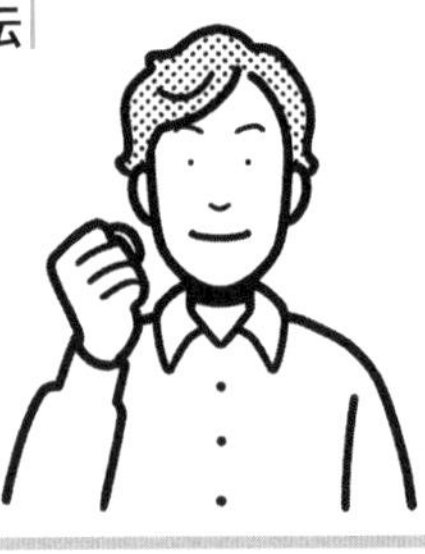

42歳・女性

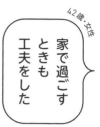

家で過ごすときも工夫をした

家に帰ってきてからも、ご飯をなかなか食べられずエネルギーはなくなっていく一方だったので、あまり動けない状態でした。ただ、そういった話をしても理解されづらいのはわかっていたので、自然と配慮してもらえるように、家のなかでも「入院中」となるような環境をつくったりしました。たとえば、部屋の扉に「入院中」の看板をつけておくとかしましたね。

43歳・男性

理解してくれる人を大切にしている

見た目にはほとんど変化がなかったので、周りの人からがんであることを信じてもらえないことがあり、だんだん人間不信になって、1年半ほど心を閉ざした期間がありました。そこで「口で言うだけでは信じてもらうのも大変」と思い、足がむくんでしんどいときは、通常の状態のとき（写真）と比較してどれぐらいむくんでいるかを見せるなどの工夫をしましたね。それでも変な噂話をしたりする人はいますが、いまは「理解して配慮してくれる人を大切にしよう！」と割り切った考えを持つようにしています。

こんな経験をした人も

29歳・女性

「相手もショックだ」ということも知っておく

私はがんのことは隠していなくて、それこそ「治療で毛が抜けてさ～」とか「来週は△△（治療）があるんだよね」とか話していました。ただ、友達からしたらショックみたいで、泣きながら「あなたには治ってほしい」って言ってきたりとか。でも私は「いや、治す以外ないけど」みたいな。それで喧嘩したりしました。仲直りしたあとに思ったのは「聞くほうもショックだ」ということ。もっと相手のことも考えて伝えていたらよかったかもしれないなって、いまは思います。

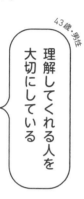

第3章

仕事

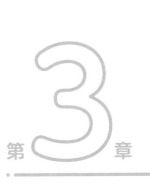

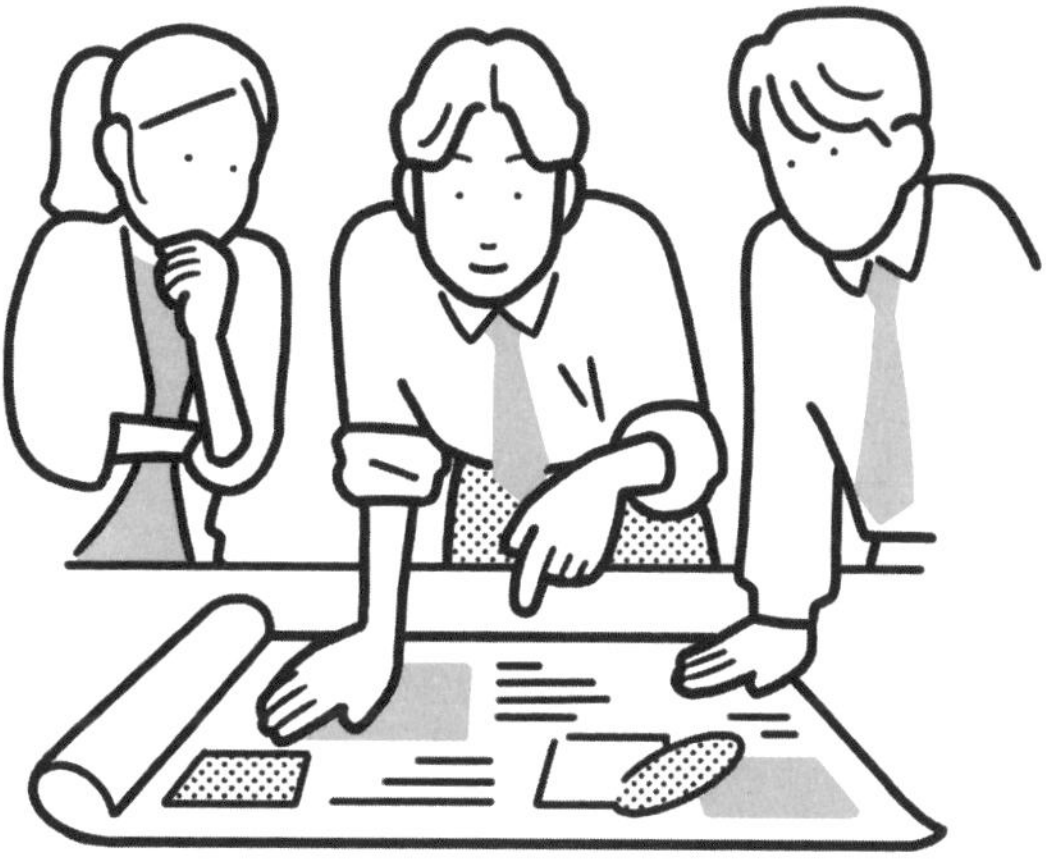

すぐに職場に復帰した・復帰しなかった

最近は、治療をしながら仕事を続ける人も多くなってきました。

僕の場合、抗がん剤治療と手術を経て職場に復帰しましたが、治療によって体力がなくなってしまい、仕事に影響が出たこともありました。少しずつ慣らしながら、仕事をしておけばよかったといまでは反省しています。

病気をきっかけに、仕事をどうするかは人それぞれです。ただ、**個人的には「がんとわかって会社に迷惑をかけるかもしれないなどの理由からすぐ辞める」ということはおすすめしません。**辞めるのは、治療経過を見てからでもきっと遅くはないはず。会社によって手当てや保障があるかもですし、治療と仕事を両立できるかもしれません。病室でパソコンを広げて仕事をしている人もいれば、もちろん休職する人もいます。また、時間をかけて転職を考えるのもアリだと思います。伝えたいのは、**今後の方向性を決めてからでも遅くはない**ということ。焦らず、ゆっくり考えてみてはいかがでしょうか?

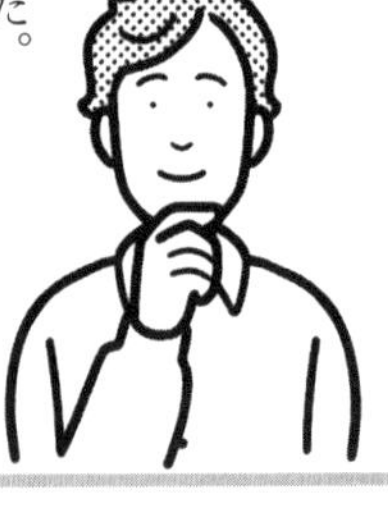

28歳・男性

**退院後心身回復のため
家でゆっくりした**

退院したとき、からだだけではなく、心も疲労している状態でした。なので、退院したあと、1か月ぐらい仕事などはせずゆっくりしましたね。そのおかげで、心も回復できました。1か月ほど、家で休んでよかったなと思います。

36歳・女性

**まずは
時短勤務で
復帰した**

がんと言われたとき、雇用形態的にはパートだったので辞めようと思ったんですけど、職場から「待っています」と言っていただけたので、戻ろうと思いました。退院してからは2週間ほど家で休んで、そのあとは時短で働きました。最初は2時間だけとか。それから徐々に働く時間を増やしながら、慣れていきました。

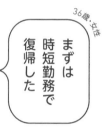

24歳・男性

**治療と両立するために
部署を異動した**

さすがに大きい手術をしたので、手術をした病院に引き続き通院したいなっていう気持ちがあって、会社のほうにもそれを伝えました。その結果、職場の復帰場所を病院の近くにしてくれました。それにともない、部署も変わりました。ありがたかったですね。

40歳・女性

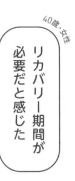

リカバリー期間が
必要だと感じた

治療と仕事の両立は無理、がっつり休むべきだと私は思います。「早く復帰したい」という気持ちで早めに復帰したんですが、結果「しんどい・吐き気に襲われる・気持ち悪い」などの症状で辛かったです。あとは、この症状を抑えるために、毎日薬を飲んでましたね。きちんとリカバリー期間を設けるべきだなって感じました。

22歳・男性

バイト生活を経て
生活を一度
やりなおした

病気で一度ドロップアウトしちゃうと、戻るのはなかなか難しいなと感じました。実際に、私はバイトを渡り歩く生活をしていましたね。ただ、治療費を親に払ってもらっていることに感謝をしつつ、少しでも自分で払いたいと思い、なんでもいいからとりあえず仕事に就きました。このとき、生活を一度変えてみる(やりなおしてみる)ことってすごい大切だなと感じました。

19歳・男性

「お金がないと
治療ができない」という
気持ちしかなかった

「仕事をしないとお金が足りない→お金がないと経口薬が飲めない(治療ができない)→治療ができないと死んじゃうのではないか」という気持ちだったので「まずは仕事と治療だ!」と思い、頑張って復帰しました。

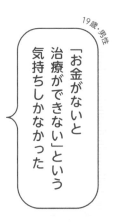

こんな経験をした人も

34歳・男性

いつ入院するかわからない状況でできる仕事を探した

職場に理解があったので治療前と変わらず同じ職場に戻れました。ただ、いつ入院するかわからないので、重要な仕事ができない・ルーティーンが決まっている仕事も難しいという状況でした。たとえば「△日までに△△をしないといけない」系は厳しかったです。なので、自分で仕事をみつけてくるタイプのものがよいなと気づいて転職しました。

20歳・男性

解雇予告通知が届いた

社長からは「復帰待ってます!」って言われていたのに、復帰前に「解雇予告通知書」が家に届いたんです。まだ抗がん剤治療中で「治療費もかかるのにどうしよう」という気持ちになりました。仮退院のときに会社に行って通知書がきたことと、いまの想い(怒り+呆れ)を伝えたら、会社の気持ちが変わって「続けてもいいですよ」という展開になりました(笑)。家に帰って奥さんと冷静に考えて、金銭面的な理由からひとまず会社に残ることを決断しました(いまは違う会社で働いています!)。

私の

がんになってからの“職場復帰”

28歳のときに子宮体がんになった白井さん（女性）。退院後、職場復帰のために体力をつけたり時短勤務をしたり……。白井さんのさまざまな取り組みをお伺いしました。

岸田 白井さんは退院後、会社に戻ったのは何か月後でした？

白井さん 1〜2か月で戻って、時差通勤が始まって。また派遣社員として続けさせてもらって。

岸田 辛くなかったですか？　最初。

白井さん 辛かったです……。というか手術して2週間で退院して、家に戻って。近所を100メートルも歩けないんですよね！　お腹切ったあとって。ちなみに、岸田くんはどこを切ったんですか？

岸田 僕は胸とお腹です。

白井さん お腹痛くないですか？　めちゃめちゃ。

岸田 お腹痛いですよね〜〜〜本当に。

白井さん なんかお腹切ったあとケロッとしている子もいるんですけど、絶対あり得ないと思って（笑）。

岸田 （笑）（笑）。そうですね。全然歩けないですね。

白井さん 歩けないですよね。体力落ちちゃって。正直「あと1か月自宅療養しても、電車乗れるかな？」ってすごい不安でした。だから、家に帰ってからは1日100メートルでも200メートルでも近所を散歩しようっていうのを母親と一緒にやったりとか。それで1か月ちょっとくらいで電車に乗って、時差通勤を始めました。

岸田　最初は時短で仕事をやらしてもらって？

白井さん　うん、時短でやって。

岸田　どんな復帰スケジュールだったんですか？　ちょっと参考までになんですけど。

白井さん　手術して2週間病院に入院。そのあと1か月自宅療養、時差通勤スタートで社会復帰でしたね。「10時出社→16時退勤」みたいなかたちで半年、徐々に勤務時間を伸ばしながらフルに戻るまでに1年くらいでした。自分で「もう大丈夫だ」って思うところで普通の通勤に変えました。

岸田　そのスケジュールは、負担はなくてよかったって感じですか？

白井さん　うん。体力的に負担なくできたと思います。ただ私は実家にいたので、時短で働いているお給料で十分だったんですけど、もしその当時1人暮らしだったら、もしかしたら無理にでもフルで働いたかもしれないですよね。家賃払ってとかいうことを考えると。だからそれもちょっと、助かったところの1つかもしれないですね。

岸田　そうだったんですね。お話ありがとうございました。

実際の会話は
こちらから！

仕事に対する考え方が変わった

僕はがんになって、仕事に対する考え方、もっと大きく言えば、**就職活動の頃につくっていた人生プランが変わりました**。そのときの人生プランは「20代は馬車馬のようにガムシャラに働いて、30代で会社役員（就職したベンチャー企業）、40代で子会社の社長になって、50代でアーリーリタイアし（早期退職をカッコよく言ってるだけ）、60代になったら世界一周！」と考えていました（笑）。

ただ、がんになってから「**将来を考えることも大事だけど、それと同じぐらい〝いま〟のことを考えることも大事だ**」と気づかされました。仕事は人生の多くの部分を占めると思うので、いまの仕事も大事なんだと。そう考えたら、いまできることは何か、できるなら「もっと自分の人生をつかって同じ境遇で悩んでいる方たちに貢献したい、情報を届けたい」と思い、がん経験者にインタビューして一歩踏み込んだ情報を発信する活動『がんノート』をするようになりました。

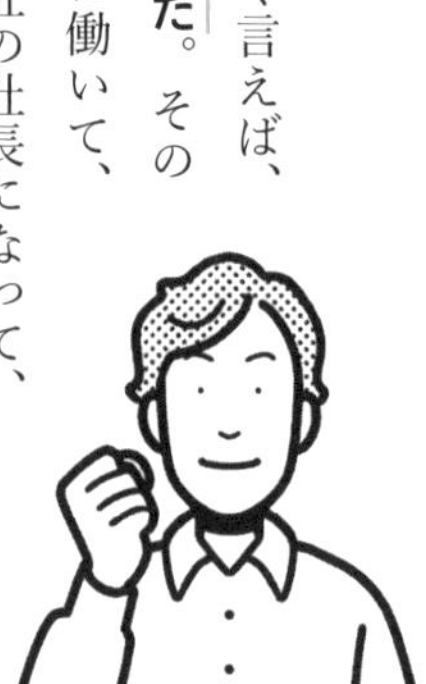

35歳・男性

自分の時間をつくるために仕事のスタイルを考え直した

僕は「職場に戻ってバリバリ働くぞ」という気持ちにならなくて。5年生存率が低かったのもあって、どちらかというと「家族との時間を大切にしたい」「推し活をしたい」というほうに心が向いたんですよね。どうやってお金を稼ぎながら自分の時間をつくるかを考えていました。いろいろと考えて、がんになる前とは別の仕事を始めました。

23歳・女性

自分の気持ちや熱量に合った仕事に変えた

いつ死ぬかわからない経験から「1分1秒と無駄にできない」「いまやることをやらなきゃ!」という考えになりました。そしたら、会社の人と温度感が合わないようになっちゃったんですよね。必死に生きている、仕事を頑張っている人が上司じゃないと苦しくて……。転職もしてみたんですけど“会社”に合わないということがわかって、会社員になることをやめました!

29歳・女性

いまの自分が頑張れる場所に移った

私はがんになった瞬間、仕事がどうでもよくなりました。職場は理解があって待っていてくれたんですけど、以前のような情熱がなくて罪悪感を抱きました。治療が落ち着いてから「みんなみたいに仕事を頑張らないと」と思ったんですけど「頑張ったら再発するかも」と思ってしまって……。志の高いみんなと一緒に仕事をしていて「申し訳ない」と思うようになりました。それから、どんな仕事なら自分は頑張れそうかを考えて、いまは場所を変えてバリバリ働いています。

職場の人には伝えた・伝えなかった

僕は職場の人、特に上司にはすぐに伝えました。がんの疑いがあるときから。あとは、同僚にも「チームの仕事に影響が出るかな」と思って、順次伝えていました。伝えるとみんながすごく気を遣ってくれるのか、担当している仕事などがスムーズに進みましたし(笑)、職場に復帰するときも相談できたのがよかったですね。

ただ、『がんノート』の活動のなかで、周りに伝えていないよという方にも出会いました。たとえば、経営者やフリーランスの方などでした。もちろん、副作用の少ない治療の場合や、通院などで仕事に影響が出ない場合は無理して言う必要もないのかなと思います。**あくまで伝えるというのは「いまある仕事をスムーズに続けるために」**だと、僕は思います。なので「伝えるならどの範囲までかな」とか「すぐ復帰できるから伝えなくていいかな」とか、メリット・デメリット含めて考えてみてもよいのではないでしょうか。

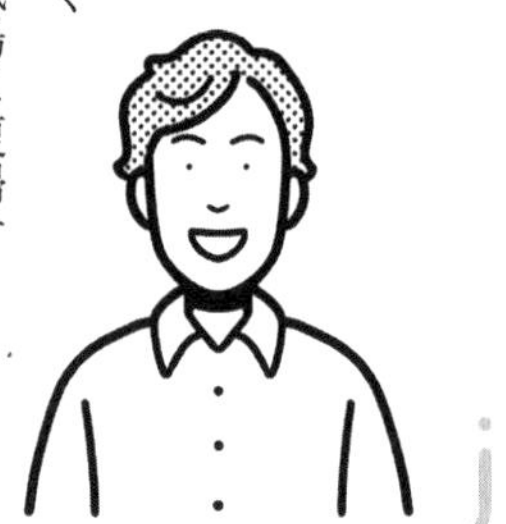

26歳・男性

検査日に「もしかしたらがんかもと伝えていた」

僕の場合、病院に行くきっかけが仕事に影響が出てきたからだったので、検査の段階で冗談半分に「今日大腸カメラなんだけど、がんだったら「がーん!」って先生に言ってくるね!」って話したら、がんだったっていう(笑)。そのあと職場に帰って「がんでした」って言いました。僕的には笑ってほしかったんですけど、みんな深刻な顔をしてましたね。「がーん」とは言ってくれなかったです(笑)。

40歳・女性

言う必要がありそうな人にだけ前向きに伝えた

部署の人(上司+仲のいい人)だけに「悪性でした」と伝えました。ただ悪性と伝えるだけじゃなくて「仕事は続けます」「食事などの場面でご協力をお願いすることがあるかもしれないです」ということも一緒に伝えました。「若いのに可哀想」と思われたくなくて、ほかのみんなには言わなかったです。

25歳・男性

治療前に今後のことをふまえて話した

職場でがんについて言わない人もいるけど、僕は全職員にがんのことは話しました。舌のがんだったので「治療によって話し方に影響は出るけど、きちんと話せるようにリハビリも行なうので、話せなくなるわけではないです。頑張ります!」と前向きに伝えました。職場の理解もあったので、復帰のときも暖かく迎えてくれました。

職場に協力してもらっていること

僕は復帰前に、上司や人事に「どんな環境であれば働けるか」を相談し、体力の関係で外勤の営業職から内勤のマーケティング職にしてもらいました。仕事と治療を両立しようとすると、副作用や体力との兼ね合いに悩んだりすると思います。僕の周りだと、自分のトリセツ（取扱説明書）をつくって上司や人事に伝えている人がいました。このように、**まずは「どんな環境だと働きやすいか」を書いてみて、それをもとに相談してみてもよいかもしれません。** そのなかには「配慮してほしいこと」だけではなく「**こういったことであればできます！**」ということもあるとなおヨシかと思います！

逆に「同僚ががんになった。どう接したらいい？」という相談もよくいただきます。できるだけ普段通りに接して欲しいと思いますし、僕は「戻るまで待ってるから」という言葉をもらって嬉しかったです。「戻る場所がある」ということが、治療を頑張る励みにもなりました！

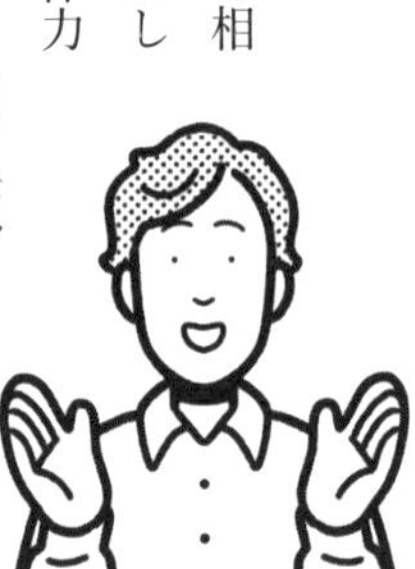

33歳・女性

体調が悪くなったときの対応を決めている

治療をしているといきなり体調が悪くなるときがあるので、職場の人や上司にがんのことを話して、事前にそのときの対応を決めています。事前に話しておくことで、「退院したのに、また休むの?」と思われる心配もないので安心です。

43歳・男性

治療と仕事を両立するために必要なことをお願いした

私は「電話1本で休める」ことと「部署移動をなくしてほしい(またゼロからがんのことを理解してもらうことが大変なため)」ことを上司に相談し、お願いしました。仕事の環境を整えられたら、気持ちも楽になりました!

41歳・男性

副作用の影響で難しい動作などを伝えた

職場に復帰するときに「できる仕事」「できない仕事」「配慮があればできる仕事」などを伝えました。たとえば、手術や副作用の影響で大きな荷物の持ち運びが難しいので、そういった仕事は避けてもらえるようにお願いしました。

35歳・男性

抗がん剤の副作用が週末にくるように調整している

週1で抗がん剤をやっていて、その日が金曜日になるように調整してもらっています。抗がん剤をすると副作用が出てしんどくなるので、金曜日に抗がん剤をして、次の日しんどくなっても土曜日で休みだから安心……という感じです。たまに抗がん剤の翌日疲れて動けないことがあるので。なので、いまのかたちは助かっていますね。

48歳・男性

無理するのをやめて仕事内容を調整してもらった

職場に復帰したあと、自分としては「がんになる前と変わらない自分をみせたい」と思っていたんですけど「からだがついてこない」ということがあって、だんだん無理して頑張っている部分が辛くなりました。これを隠していると周りに迷惑がかかるなと思って、上司に「何ができるか・難しいか」を伝えて、仕事内容を調整してもらいました。

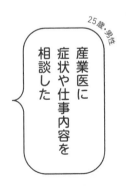

25歳・男性

産業医に症状や仕事内容を相談した

復帰してから1か月は特に体力がなくて、フルタイムが難しいなと思いました。僕の会社の場合は、まずは産業医と僕で面談をするかたちでした。産業医に「△△がキツイです」って伝えて、産業医から上司に仕事の変更の話をしてもらいました。上司と僕だけの面談だと忖度が生まれるかもしれないので、産業医の介入はよかったです。結果、最初は月水金の勤務にしてもらって、フルタイムになるまでは1年ぐらいかかりました。

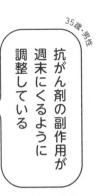

25歳・男性

休憩時間を調整してもらった

舌がんになって手術をした影響で、食事に時間がかかるようになりました。なので、仕事の昼休みとかに急いで食べるとお腹を壊したりしちゃうんですよね……。それもあって、休憩時間と昼休みを一気に取らせてもらうように職場にお願いをしました！　ゆっくり自分のペースで食べられるので助かっています。

こんな経験をした人も

34歳・男性

自分ができることもきちんと伝えるようにしている

「2週間に1回は病院に行く・副作用が出ているときや免疫力が低下しているときは出社しない」などの配慮が必要なことは伝えていましたが「自分はこういうことができます」ということも一緒に伝えるようにしています！「配慮を求めているだけではなくて、企業にこういった面で貢献できます」という気持ちをみせることは本当に大切だなと思っています！

34歳・男性

勤務制限なども考えて伝え方を工夫している

会社の上司や産業医などは、リスクヘッジに動くことが多いなと感じています。たとえば「免疫力が低下していて人混みなどが難しいです」と話したら「落ち着くまで出社しないでね」「出張はダメです」などの勤務制限がかかることがあります。こういった勤務制限が自分にとってよければ、そのようなかたちでもいいと思うし、逆にそこまで制限をかけてほしくなければ伝え方を考えることが大切になるなと思ってます。

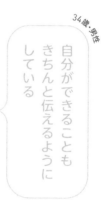

私の”がんになってからの就職活動“

大学生で就職活動真っ最中のときにがんが再発し、治療のために就職活動を中断した小原さん（骨肉腫・男性）。その後、同年代の子たちと同じ年に社会人になるために就職活動を頑張ったお話を伺いました！

岸田 小原さんはがんと診断される前、就職活動中だったとのことで。どういう感じだった？

小原さん ちょうど大学3年の終わりかけで、3月から就活解禁だったんですね。なので、それに向けて各種インターンシップ・企業説明会に参加するのが本格的に始まったっていう時期でした。

岸田 ほんなら就職活動を本格的に始めようと思った矢先に……？

小原さん はい、矢先に。

岸田 「定期検査で局所再発が見つかる、再度抗がん剤治療へ」と。どういった感じで見つかったん？

小原さん 同じ場所に局所再発してしまいまして……。正直1回目のときより、このときのほうがショックだったんですよ。もう治ったとばかり思ってて、僕も家族も。油断したらダメだったんですけど。

岸田 いや、でも3年経ってるもんね?!

小原さん そうなんです。でも、いまちょっと思うと、違和感がぶり返してきていたんですよね。

……………… **中略**（略した部分は動画で聞くことができます）………………

岸田　それで、治療とリハビリをして退院したのが8月やっけ？　そっから就活し始めたん？　間に合ったん？

小原さん　これは本当に(笑)。間に合うかギリギリなところでした。僕が退院したとき、もうその年の就活生はほとんど内定が決まっていたんですよ。「あとは卒業に向けて遊ぶだけだ〜！」みたいな状況で、僕だけ内定がないまま、髪もなくて腕(右前腕)も切られて、ズタボロの状況だったんですよね。で、いろいろ考えたんですけど、両親とも相談して「やっぱり同じ代のみんなと一緒に卒業して、就職したい」と心に決めて、すぐ動きました。

岸田　お〜〜〜。

小原さん　特に大企業さんは障害者雇用に力を入れていて。僕は身体障害者手帳の3級を取得できたので、それを引っ提げて、障害者採用専門のエージェントさんなどを活用しながら、障害者枠で採用してくれる企業を探しました。で、11月とか12月ぐらいに、最終的に就職活動は終えてましたね。障害者採用専門のエージェントさんのところでは、自分だけだと見つけてこれないような就職先を教えてくれたり、履歴書とかも見てもらったりして、かなり助けてもらいました！

岸田　へ〜〜〜！　そういうのがあるんやね。それで、4月に入社できたと！

小原さん　そうですね！

実際の会話はこちらから！

みんなの就職・転職活動のエピソードを紹介します！

男性19歳

就職活動のとき「がんなので雇ってください」と話して落ちまくりました。その後、自分が人事を担当するようになって感じたのは「会社が募集している仕事や業務の話をせずに、**病気や障害の話をする人は『本当にこの会社で働きたいのか』がわからない**」ということです。就職活動のときに「自分のいままでの話をしているだけだと受からないよ」と言われたこともありましたが、人事になってより感じましたね。

女性18歳

私は**体力面のこともあり、家の近所で就活をしました**。「当たって砕けろ！」の精神で、たくさん転職をして自分に合う仕事を探しました(笑)。履歴書には、がんのことは書かずに面接で「実はこういう病気をして、でもこういう資格を持っています。体力も△△でつけてきたので大丈夫です」と売り込みをしました！　がんのことを履歴書に書いたら、変に詳しく聞かれて嫌な思いをしたこともあるし、落とされたこともあって書くのをやめました。実際に働き始めたらしんどくてやめることもあったのですが、いまはデスクワークのお仕事をしています！

男性36歳

転職活動では、面談の段階でがんのことをきちんとお話していました。**再発したときや上司と面談するときなどに「やっぱり事前に伝えておいてよかったな～」と感じます**。また、上司との面談などでは素直に体調のことは伝えるようにしています。

女性18歳

私は仕事を探しているときに**職業訓練に行きました**。職業訓練にはいろいろな職を経験してきた人がいて、話しているとさまざまな職のことを知ることができましたね。そこで興味をもった職業があって、実はそれがいまの仕事です。

男性34歳

がんになってから「こういう病気になったんだから配慮をしてもらえるでしょ？」「配慮してもらえる企業に行きたい」といったように、配慮を受けることしか頭のなかにないときがありましたが、やっぱりそれだとなかなか採用されなくて。**面接では自分の価値をきちんと伝えるようにしたり、相談できる人に相談をしたりした**ことで、うまくいきました。

男性20歳

私は面接でがんのことをオープンにする派だったんですが、不採用通知がきたときに「がんだからダメだったのか、人間としてダメだったのか（企業に合わなかったのか）」がわからなくて……。できるだけ、がんになったことがプラスに働くように工夫をしました。**応募動機でがんのことについて触れられる企業とかを受けたりしていましたね。**

第4章

お金

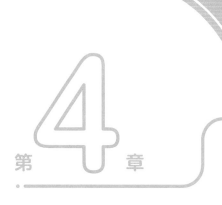

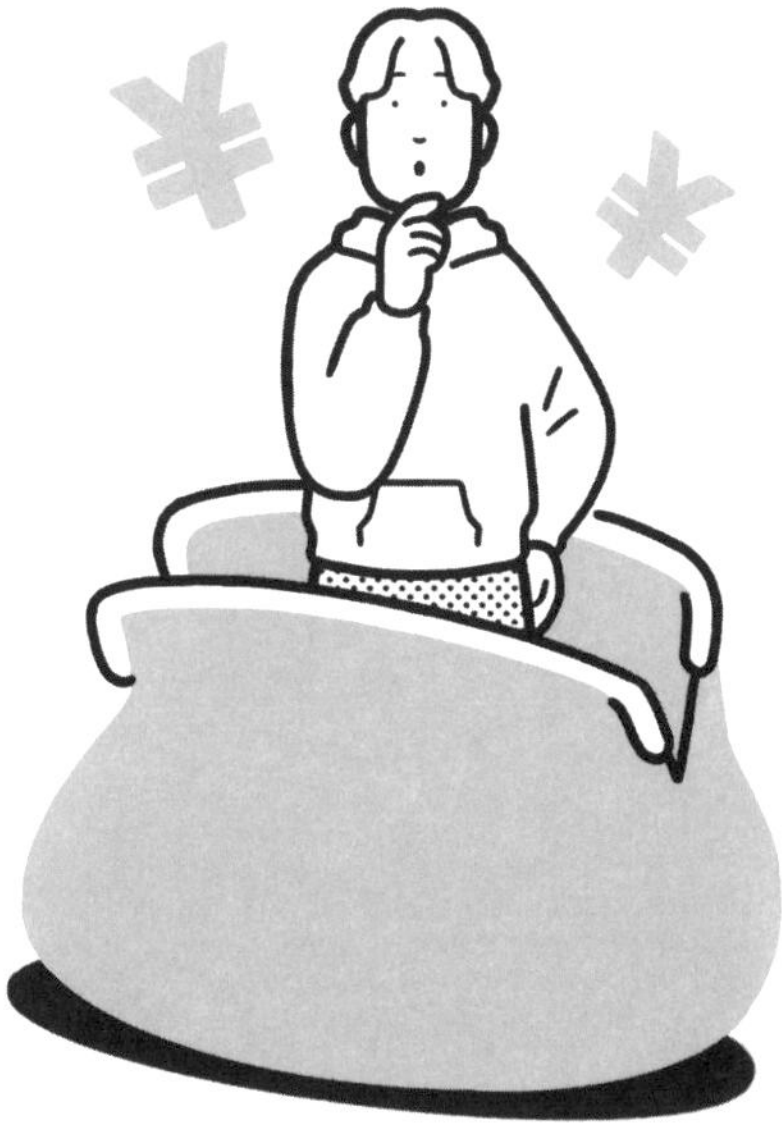

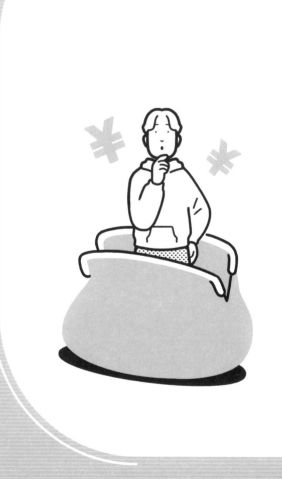

制度を活用した

がんになったら**高額療養費制度**などに助けられます。これは同一月（1日〜月末）にかかった治療費が高額になると、一部払い戻ししてくれる制度です。払戻額は、年収などによって変わります。事前に役所や全国健康保険協会支部に申請して「限度額適用認定証」（または「限度額適用・標準負担額減額認定証」）をもらっておくと、窓口で「ある一定の金額以上」は支払わなくても大丈夫に。一時的であっても高額な支払いって大変ですしね……。ただ、マイナンバーカードの健康保険証を使うと、この事前申請がなくても窓口支払いに限度額が設定されるみたい。また、未成年の場合、**小児慢性特定疾病の医療費助成**というものがあって、18歳未満の患者まで（18歳到達後も治療が必要な場合は20歳まで延長）が受けられます。ただし、注意しないといけないのが20歳をすぎると医療費助成が受けられなくなること。そのため、**20歳になるまでに担当医に通院の頻度や今後の治療などを相談することも大切**です。

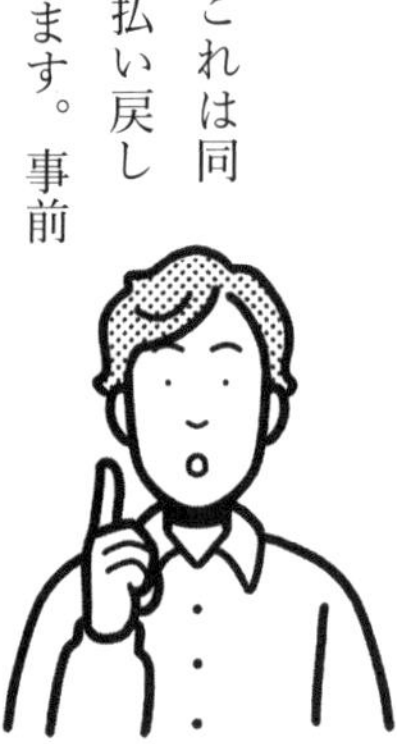

制度について

高額療養費制度と小児慢性特定疾病に関する医療費助成については、それぞれ厚生労働省のホームページよりご確認ください。また、活用できる制度については、病院やがん相談支援センターなどに相談してみてもよいでしょう。

高額療養費制度は
こちらから!

小児慢性特定疾病は
こちらから!

がん経験者の声

吹き出しに記載している年齢は
がんになったときの年齢です

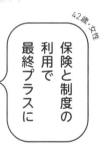

保険と制度の利用で最終プラスに

42歳・女性

私は①がん保険に入っていた、②健保組合からの負担金があった、③高額療養費制度を利用した、の3つがありました。家族や親族が、がんになったこともあり20歳からがん保険に入ってて、よかったなという感じです。どれからも補助金がしっかり出たので、結果プラスになってるんじゃないかなと思いますね。

親に頼りつつ自分で払えるところは払った

23歳・女性

社会人1年目で1人暮らしをしているときにがんになりました。なので、治療費は正直親に頼ってしまいましたね。高額療養費制度とか傷病手当金とかは活用していましたが、それでも足りない分は払ってもらいました。ただ、ウィッグとかは、自分が好きなものを自分のお金で買いたいと思っていたので、ボーナスから崩して買ってました。

35歳・女性

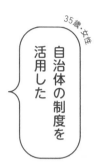

自治体の制度を活用した

ひとり親向けに、自治体が医療費助成金などを出していて、それで、結構治療費をカバーしてもらいました。ほんと自治体によると思うんですけど。低収入でもあったので、かなり助かりました。

14歳・女性

20歳までは小児慢性特定疾病による助成金を利用した

私は小児慢性特定疾病によるお金（医療費助成）がありました。まだ子どもだったので保険とかは入っていませんでしたが、20歳まで医療費は無償でしたね。いまはというと、実はがんによる後遺症が難病指定に入っていることもあり、民間の保険とかには入れず、自腹で薬代を払っています。

33歳・男性

お会計のときに初めて治療費を知ることもあった

保険とか制度の知識がなかったので「病院ってこんなに高いんだ……」と思いながら払っていました。しかも、お医者さんに「この検査っていくらぐらいかかるんですか?」って聞いても「ごめんなさい、事務のほうで聞いてください」って感じで知らないので、会計で金額を知るみたいなこともありましたね。ただ、制度とかを知って利用するようになってからは、思ったほどかからなかったなという印象です。

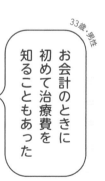

こんな経験をした人も

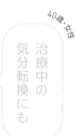

21歳・男性

クレジットカードで支払ってポイントを貯めている

俺は薬代とかをクレジットカードで払うようにしてるんやけど、これがよくて。ポイントがわっさわっさ貯まる！　いつかブラックカードのお誘いとかくるんちゃうかな？　って思ったり（笑）。高額療養費制度で事前に申請して治療費をもらうこともできるんやけど、ポイントを貯めたいから、俺は事後申請にしてるね。ポイントが貯まっていく楽しさとか喜びって大切やな〜って思います！

40歳・女性

治療中の気分転換にも

私はがん保険に入っていたのと、使える制度は使っていたので、金銭面的にはかなり余裕がありました。余ったお金などは、治療中の気分転換（遊び）に使っていました！

保険に入っていた・入っていなかった

民間のがん保険や医療保険など、みなさん入っていましたか？　僕は入っていなかったです。まさか、自分ががんになるって思わないですよね。僕は、いまでもそう思ってますが(笑)。でも、もし保険に加入していたら、金銭面を気にせずに入院のときに個室に入れたり、猛暑日にはタクシーで通院できたり、こういった余裕ができたのかなと思ったりします。個室に入れたら、家族や友人がお見舞いにきたときに周りの患者さんに気を遣わなくて済むからありがたかったりするんですよね。もちろん、民間の保険に入る・入らないは自分が必要だと思ったらでいいと思います。保険に加入していなくても、高額療養費制度や、国・自治体の助成金、貯金を切り崩しながらなどで治療はできると思います。ただ、僕は退院後の生活面で苦労しましたね……。貯金が913円になったりもしましたし……。**最近はいろんな種類の保険があるので一度見てみるとよいかも。**

33歳・女性

医療保険だけに
入っていたら
制限があった

医療保険には入っていたのですが、がん保険には入っていなかったんです。医療保険だけで大丈夫だと思っていたので……。でも実際のところ、私の入っていた医療保険は「入院日数に制限があるタイプ」というものだったため、いまはもう入院費は出ていなくて、自腹になっています。

36歳・男性

保険に加えて
ベッド代無料の
タイミングを
計ったりした

僕は保険にかなり助けられています。入院するときも1日1万円いただいたりしていました。うまく空き待ちすると入院のベッド代が無料になることもあったので、むしろプラスなんじゃないかってぐらいには。あと、手術のときは一時金をいただけたので、それにもかなり助けられましたね。

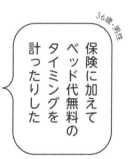

39歳・男性

貯蓄を崩して
治療費を払った

私は医療保険やがん保険に入っていなかったので、治療費は全部自分の貯蓄から払っていました。そんな貯めていたわけではないんですが、入院するときとかは、全然知らない人と同じ部屋で泊まることに抵抗があって、個室を選んだりしていました。

43歳・女性

がん保険のおかげで金銭的なストレスは少なかった

「お金がどのくらいかかったか」というのは、あとで見るとショックだから、あまり考えてないっていうか、集計はしてないです。がん保険に入っていてよかったなとは思いますけど、本来は保険を使わない（病気にならない）ことが1番いいんですよね（笑）。ただ、がん保険に入っていたことで、金銭面に関してあまりストレスを感じずにいれたということはありがたかったです。

35歳・男性

明日の心配ができるのは元気な証拠

がんになってから収入は当然減っていたのと、私が入っていた医療保険は通院だとお金が出ないこともあって、貯金を切り崩していました。ただ「貯金がなくなるぐらいまで生きていられるんだったらいいな」って思ったり。「貯金がなくなって、明日食べるものがないかも」という日がきたとしても、そういう心配ができるってことは食欲もあって元気な証拠だからいいじゃんって。そんな感じで、いまも生きていますね。

46歳・男性

入院したときだけ給付金を受け取れた

僕は、医療保険には入っていたんですが「入院したら給付金が支払われるタイプ」でした。なので、初発のときは入院をしていなかったので適用されず、ほぼ自己負担。その後に、再発をしたときは、入院をしたので給付金を受け取ることができました。

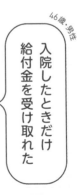

こんな経験をした人も

27歳・男性

がんになってからは保険に入りづらいことを知った

自分ががんになるなんて思いもしなかったんで、当然がん保険には入っていなかったですし、がんになった人はかなり入りづらいんですよね。特に僕のがんって「5年経ったから安全」とかがなくて、10年とかで再発する人もいるので、余計難しいのかなと思ったりします。

36歳・男性

妻と病室で喧嘩したりした

入院が結構長かったので、金銭面的にも辛くなってきて、全部がぐちゃぐちゃになりました。しかも、治療の終わる見込みがなかったので、だんだん気持ちが弱くなっていくっていう。家族内の関係も一時期すごく悪くなりました。病室で妻と「次の治療費の支払いどうするの?!」みたいなことで喧嘩したりとか、ありましたね。

34歳・女性

がん保険に入っていたけど古いタイプだった

私が19歳のときに、親が私をがん保険に入れてくれていました。ただ、私は先進医療を受けることになって、がん保険を確認してみたら、残念なことに先進医療特約がなかった時代の保険だったんです。一時金などは貰えましたが、先進医療をした際の約300万円は自腹でした。だからもう「プリウスを買ったんだ!　私は!」と思うようにしましたね(笑)。人生で1番高い買い物でした。

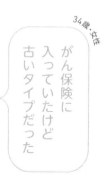

治療以外に△△にもお金がかかる！

治療以外にもお金ってかかるんですよね。生活をしないといけないから当たり前っちゃ当たり前なんですが（笑）。たとえば、胃がんになって体重が減って服を全部買い替えたという人もいます。また、お見舞いの返礼費や自分と家族の交通費も意外とかかったりするんですよね。ただ、**自治体で独自の支援**（ウィッグの助成金など）をしてくれているところもあるので一度調べてみてもよいかも！　がんによる後遺症などで生活や仕事に支障が出ている場合は、**障害年金**の受給を検討してもいいと思います。僕が知っている患者さんで、自治体の窓口に行ったら「対象ではない」と言われたけど、専門家に相談したら受給できたという人もいます。そのほかにも、大きな病院には**がん相談支援センターや地域連携室などがあったり、MSW（医療機関で働く社会福祉士）がいたりするので、**もし自分が該当するかなと思ったり、ほかにも悩んだときは相談してみて！　自分の悩みに合った専門職につないでくれると思います。

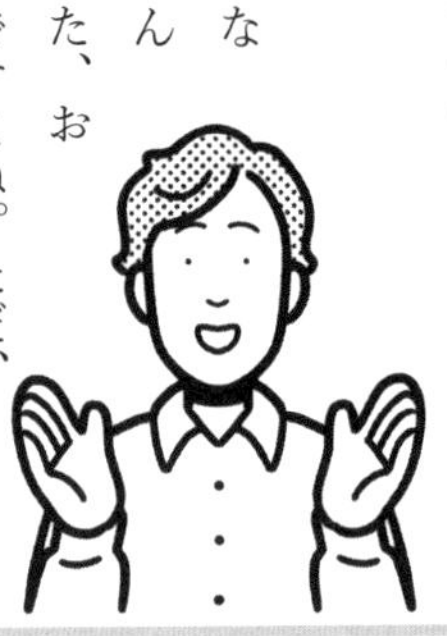

13歳・女性

病院が遠かったので交通費がかなりかかった

小児慢性特定疾病に当てはまっていたので、そこから医療費は出ていたと思います。ただ、治療以外の生活面、たとえば病院と家が離れていたので交通費とかはかかっていましたね。電車で2時間ぐらいかかる距離だったのと、病院に行くときは親も一緒だったので……。交通費などの医療費以外でもお金はかなりかかったと思います。

46歳・男性

お金がかかるのは検査や薬だけではないと実感した

たとえば、ステロイド成分の入ったテープを使うことがあるんですけど、剥がすときに皮膚がめくれることがあったので絆創膏に変えたんです。でも絆創膏にしたところで、100枚入りが一瞬でなくなるんですよね。1〜2年と続けると結構な額になったり。そのあとも、ハンドクリームとか、医療者が使うようなビニールの手袋を買ったりしてたら結構お金がかかりましたね。「こういったものにもお金がかかるんだな〜」って感じました。

38歳・女性

担当医に相談して解決したこともあった

がんになったとき妊娠していたので、担当医から「経過も見たいから産科もここでまとめてください」って言われました。当時は出産費用に対する助成金がなかったので、地元の病院より出産費用が40万円ぐらい高くて「マジか……」って。治療だけでもかなりお金が出ていっているのに、プラス出産で上乗せ40万円っていうのが厳しいなと思ったので、担当医に相談して地元に戻って出産しました。相談してよかったなと思います。

”

みんなの活用した制度などを紹介します！

“

21歳・男性

医療保険やがん保険に入っていなかったので、基本的にはお金のことは親に任せていました。そのあと、**障害者手帳を持つことになったので年金課に行って障害年金のことを聞いてみた**んですが「こんなの出ませんよ」と言われて5年以上調べもせず放置してました。で、最近年金事務所に行ってみたら「いろいろ組み合わせたら受給できるかも？」ってなって、無事受給できました。条件などによるのですが、**オストメイト**（**人工肛門・人工膀胱を持っている人**）は、受給できるかどうか調べてみるとよいと思います。

32歳・女性

当時働いていたので**傷病手当金**は申請して、足りない分は夫の給料から払っていました。当時は、それがすごく申し訳なかったです。お金のことは、インターネットで調べたり、ハローワークに通ったり、あとは全国健康保険の協会の事務局に問い合わせたりもしましたね。ただ、支給されてから通算して1年6か月しか傷病手当金は支給されないので、いまは、自分の貯金から全部払っています。

31歳・女性

職業柄入っている健康保険は、傷病手当金がもらえないものだったので、**社長に給与形態について相談**というか直談判しました。たとえば、ボーナスをなくしてもらって、その代わり治療で休んでも1か月の給料をそのままに、安定してもらえるようにお願いしました。

46歳・男性

私の場合は、手術で高度障害っていう状態になりました。なので、私が入っていた生命保険だと「死亡」と同じ扱いになりましたね。**死亡保険金が代わりに出ちゃう**みたいな。だから、それで終わりっていう感じですが、金銭面的にはちょっとだけ豊かになりました。

25歳・男性

働き始めて、まだ数年だったのでお金が全然なくて（医療保険やがん保険にも入っていなかったので）「治療費足りないぞ……」っていうときに、友達が「お金貸してあげる」と言ってくれたんで借りたんですけど、友達に借り続けるのも申し訳なくて……。最終的には**親とか兄にも借りて助けてもらいました**。で、治療が終わっても生活費がなくて、それも親のすねをかじりました。（ちなみに、借りていた分のお金はようやく全部返せました！）

第5章

恋愛・結婚

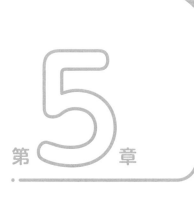

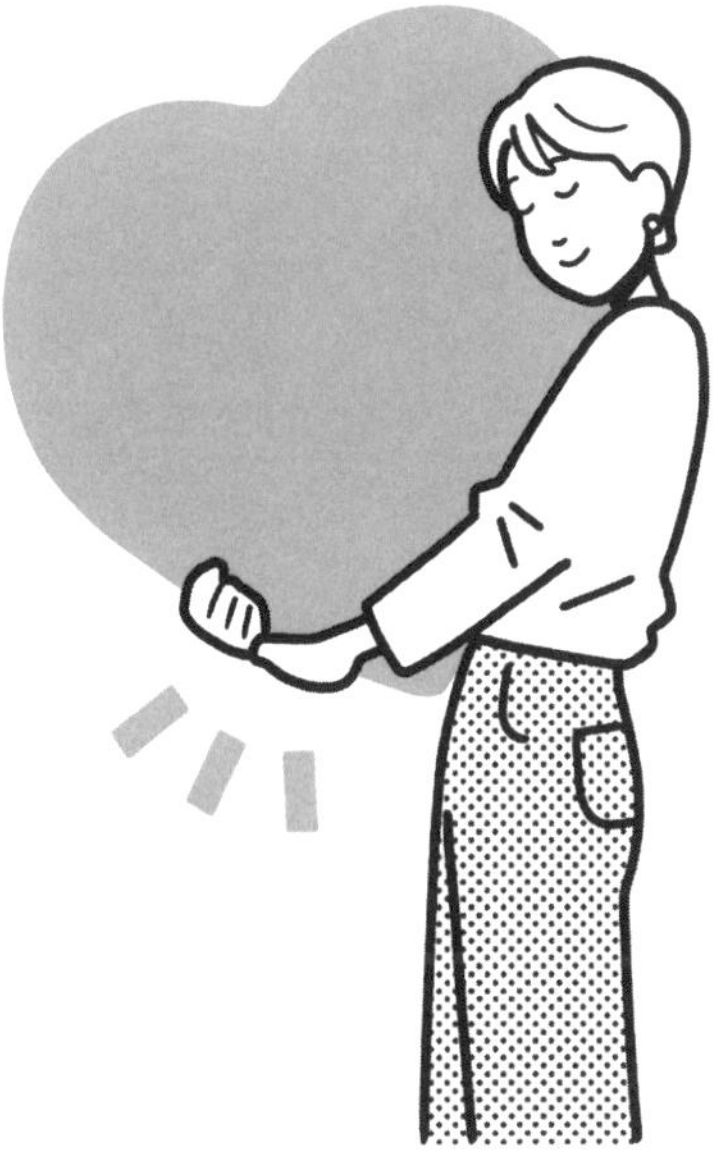

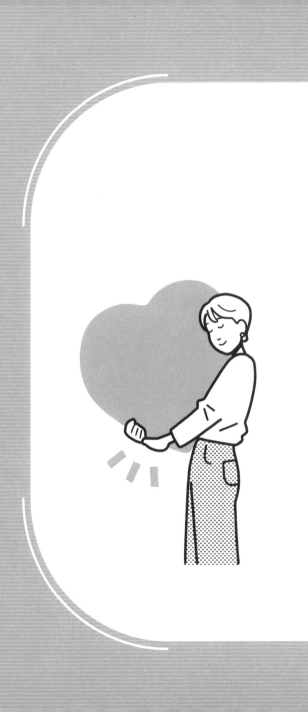

恋愛に積極的になれなくなった

恋愛って難しい！　ほんと。がんにならなくてもハードなのに、がんになるとスーパーハードになると個人的に思います。なぜなら、出会ったときにがんのことを言うかどうか、デートの際の体力は続くか、後遺症を理解してくれるかなど考えないといけないことがたくさんあるからです。僕は当時彼女がいなかったので、治療後の恋愛についてたくさん悩みました。数年後、患者会に参加したことをきっかけに彼女ができました。彼女も僕と同じく過去にがんを経験していて。やっぱり状況を理解してもらえているというのが、自分のなかで大事だったのかもしれないですね。僕の周り(がん経験者)ではマッチングアプリで知り合ってから結婚した方もいます。**理解してくれる人はきっとどこかにいるのではないでしょうか。**

恋愛に対して、いまはまだ気乗りがしない方も、いつかそのタイミングがくるかもしれないので、**焦らず気長に考えてみて**もいいかもしれないですね。

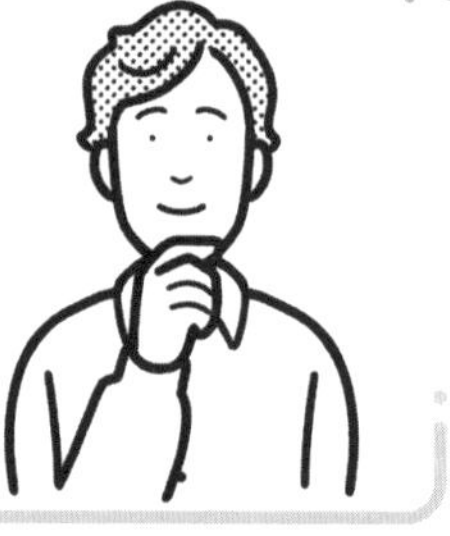

23歳・女性

時間はかかったけど素敵なパートナーに出会えた

相手にも、がんによる影響とか辛い気持ちを負わせると思うと、申し訳なくて恋愛できなかったです……。いろいろと試してみたんですけど、やっぱり難しいなって思いました。ただ、その後かなり時間が経ってから海外に行く機会があって、そのときに素敵な人に出会えて、それがいまのパートナーです！

22歳・女性

パートナーと一緒にがんのセミナーに行った

いざ付き合ったときに「いろいろと説明しないといけないんだ」と思って、すごく怖くなりました……。なんか全部話したら、支えられないと思われていなくなっちゃうんじゃないかって。でも、いま付き合っている方とは、がんに関するセミナーに一緒に行ったりして、理解してもらって。少しずつ恋愛と向き合えているかなと思います。

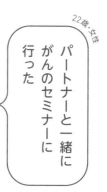

31歳・男性

自立してから恋愛しようと思っている

僕は恋愛に対して機会があればとは思うんですけど、自立できていないのもあるから、恋愛するにもどうなんだろうと正直思っています。相手から見たら「この人働いていない」とか。年齢もいってるので。なので、いまは、自立してから恋愛しようと思っています。

私の

がんになってからの"気持ちの変化"

24歳のときに肝臓がんと診断された高須さん（男性）。「がんになってから、もう恋愛は無理かもと思った」「でも、やっぱり恋愛はしたくて（笑）」など気持ちの変化といまどきの出会い方についてお伺いしました！

岸田 高須さんの恋愛・結婚ということで。やっぱり「がんだから」ということで恋愛・結婚に躊躇するのだろうかとか、高須さんの恋愛観についてお伺いしてもよいでしょうか？

高須さん はい、そうですね、やっぱりがんになったときは「恋愛はもう厳しいのかな」っていうのはあって。まあ、治療して治ったとしても再発するリスクだったりとか、パートナーの人に迷惑をかけてしまうのかなっていうのがあったんですけど。やっぱり恋愛はしたいんで（笑）。

岸田 恋愛はしたいよね！　もちろん。

高須さん （笑）。で、いまは治療とかがすごい落ち着いて……お付き合いしている女性がいます。

岸田 うおぉ～！　おめでとうございます！（拍手）えっ、その彼女さんには、がんっていうことはどのタイミングで伝えたんですか？

高須さん あ～そうですね、出会いのきっかけがいまどきなんですけどＳＮＳで（岸田：ほうほうほう！）あらかじめ自分が病気だったということは知った状態でお会いしました。

〈岸田〉すげ〜〜な、もういまどきはＳＮＳで！（高須さん：アハハハ（笑）（笑））
え、じゃあもう知っている状態で付き合っているわけやけど、お付き合いしてからがんのことは話したりする？

〈高須さん〉う〜ん。そんな話さないですね。

〈岸田〉あ〜もう普通の人として、見てくれてるというか（笑）。

〈高須さん〉そうです（笑）。普通の人間として（笑）。

〈岸田〉そうね〜。え、高須さんってさ、抗がん剤とかいろんな治療してるからさ、妊よう性※とかって大丈夫なのかなって思ってるんやけど。説明とかあったりした？

〈高須さん〉いや、そうっすね。抗がん剤やるにあたってそういう説明はなかったっすかね。副作用の説明とかはされたんですけど、妊よう性については特に話されなかった気がします。

〈岸田〉あ、なかったんや〜。じゃあ別に精子保存とかはしてなくてっていうことね。

〈高須さん〉そうですね、はい！

〈岸田〉まあ、治療によってね、生殖機能に影響がある・ないはあると思うので、主治医に確認してほしいと思うんですけど。若い人は特に治療前に凍結保存をするということもあるので、知っておいてほしいと思いますね。

※妊よう性については、本書90ページをご参照ください。

実際の会話はこちらから！

私の

がんになってからの“出会いから結婚まで”

19歳で慢性骨髄性白血病になった植田さん（男性）と20歳で胚細胞腫瘍になった佐野さん（男性）。動画では、結婚後に大腸がんになった斉田さん（女性）のお話もありますので、是非ご覧ください！

岸田　みなさんの恋愛・結婚についてお伺いしたいなと思いまして。まずは植田さんから。

植田さん　妻とは高校生のときに付き合っていたんですけど一度別れていて、大学生のとき（がんになった当時）は別の方とお付き合いしていました。がんの疑いで検査をしに行かないといけないってなったときに、いろいろあって別の病院で働いていたいまの妻にその話が伝わって、連絡がきました。当時妻は看護大学に行っていたので、検査の話もすぐに理解してくれました。ただ、当時付き合っていた方にはどう伝えるか悩みましたね……。「死ぬかも」という状況だったので「治療に専念したい」という気持ちがあって、そのときの恋愛は一度終結しました。

岸田　「いまは治療に専念するんだ」という、学生の頃の部活に専念したい的な。

植田さん　そうですね。もう「死ぬか、彼女か」って言われたら、言い方は悪いですけど、ちょっと命のほうが（笑）。

岸田　両方はなかったん？（笑）

植田さん　両方は～ちょっと当時その器はなかったですね（一同：（笑）（笑））。いまもそんな器じゃないんですけど（笑）。そんな感じで一旦恋愛に区切りをつけて、そこから当時看護師を目指していた妻に「こういうところが心配だ」とか「主治医にこういうことを言われた」っていう感じで相談をしていました。なかなか病院の看護師さんには言いづらかったので。そういう関係から最終的にお付き合い、結婚となりました。

岸田 じゃあ最初からがんということはわかってくれていて。え、でも付き合うってなったとき、子どもの話とかは？

植田さん そうですね。相談していたときに「将来的に子どもを授かれないかもしれない」「いつ死ぬかわからない」っていう話はしていました。本人もいろいろ調べながら、声をかけてくれて。すべてさらけ出して、それを理解してくれたうえでお付き合いをしたという感じです。

岸田 へぇ～～そっか。お付き合いスタートしたのは社会復帰してから？

植田さん そうですね、入院が短くて。最初は1週間ごとの通院だったのが、2週間ごと、1か月ごととだんだん伸びていってから、自分のなかでも整理ができてきてっていう感じでしたね。

……………… **中略**（略した部分は動画で聞くことができます）………………

岸田 では次に佐野さん！ 佐野さんは当時20歳で、結婚はそこからですよね。どんな感じだったんですか？

佐野さん えっと、当時付き合っていた彼女はいまの奥さんではないので、そこから話すと……。がんが発覚したときに彼女に伝えないとなと思って伝えたんですけど、ちょっと自暴自棄になってしまったんですね。「もうすぐ社会人だ」ってときだったんで「ここで人生終わりかもな」っ

私の

がんになってからの"出会いから結婚まで"

て思っちゃって。それで「がんだったわ……」ってメールで伝えたら、彼女は「え、どういうこと?!」って。いま思うと伝え方はよくなかったかもしれないです。その後、かなり支えてくれたんですけど……。僕日本一周の旅をしようと思ってて、寂しい思いをさせるのもあれだなと思って「別れよう」みたいな話を。

佐野さん え、ちょっと待ってちょっと待って(笑)。旅か恋愛か、どっちかってこと?

岸田 そうなりました(笑)。そのときはどうしても死ぬことが前提にあったんで、死ぬまでにやりたいこと(日本一周の旅)が、先にきちゃったんですよね。で、別れるか〜ってなったんですけど、そこでまだ付き合うんですよ。

佐野さん おぉ〜〜。

岸田 で、旅から戻ってきて、いよいよ結婚かなって思ったんですけど。どうしてもからだのことが先に心配になっちゃって、なかなか人生がうまくいかなかった時期があったんですね。そのときにいろいろあって、別れることになりました。で、日本一周のあとに就職して、そこでいまの奥さんと出会いました。見た目は普通なので、最初はそういった病気の過去は知らない状態で。伝えたときも「えっ?!」っていう感じでしたね。ただ、その後も付き合い続けて「子どもはできないけど、結婚してもらえますか?」って言ったら「子どもにかかる費用を自分たち2人で使って、楽しく人生を生きましょう!」って言ってくれました。もう一生頭があがらないような感じですね(笑)。

岸田 おぉ~! ちなみに結婚まではどれぐらいだったんですか?

佐野さん えっと、僕は26歳ぐらいのときから5年付き合って結婚しました。その間に相手の親御さんに話すんですけど、どうしたらよいかわからなくて。2人の間では「楽しくいこうよ!」って感じでも「親御さんは孫の顔が見たいだろうな」とかあるじゃないですか。なので、奥さんのほうの親御さんに挨拶に行くときとかは、ガチガチで震えましたね(笑)。事前になんとなくは伝えてくれてたみたいなんですけど、それでも今後一生付き合っていくってなると難しいよね、みたいな。それでもなんとか了承をいただけて結婚しました。

岸田 そうなんや。相手方のご両親にどう理解してもらうかっていうのは重要やんな。それこそ、植田さんも相手のご両親の理解がないと結婚できなかったですか?

植田さん そうですね。まぁ、当時どうなるかわからないっていうことがあったので。ただ、妻が看護師っていうこともあって、それも含めて理解してくださったっていうのはあったかもしれないですね。大変ありがたいことだなと、いまでも思っています。

実際の会話はこちらから!

「がんになってから出会う人」に伝えるか迷った

出会う人に伝えるか伝えないか、それも気になる異性であればなおさら……。僕の周りでは、友達の段階で伝えてその反応を見てみる。その反応次第で、その後ステップを進めるかどうかを判断するという猛者もいます(笑)。また、マッチングアプリを使っている人のなかには「プロフィールに書いておくことで、互いに知った状態で会えるよ」という人もいました。

あとは、相手が学生の頃から知っている人とかだと、気心が知れているので、遊びに行った日に伝えた(もしくは、すでに知っていた)という人も。僕もそうでしたが、がん関連のイベントや患者会でがんを経験した方などと会うと伝えなくてもわかっているというパターンもあります。

もちろん、伝えずに恋愛をしている人もいます。**1番大事なのは自分の感情だったり、気持ちだと思います。**恋愛や結婚に影響がなければ伝えていないという人もいますので、絶対に伝えないといけないというわけではありません。

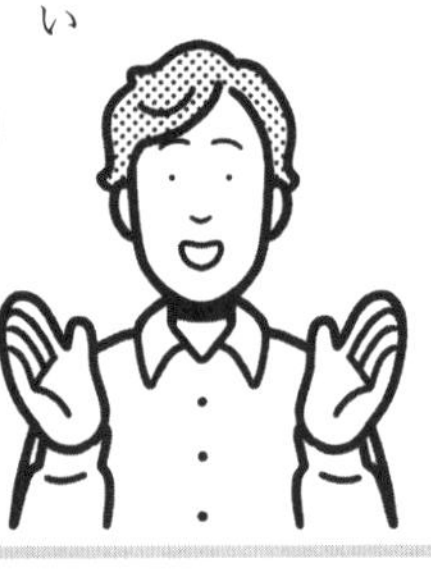

25歳・男性

「深刻じゃない」ことをきちんと伝えた

私は、相手から見える位置に手術跡があったので、基本的に初対面の相手にも話さないといけなかったです。がんって聞くとマイナスなイメージを持たれることが多かったので、きちんと「深刻じゃない」ということをあわせて伝えるようにしていました。

29歳・女性

ある程度仲良くなってから話した

かなり仲良くなってから話すのは申し訳ないかなと思ったこともあったんですが、個人的には仲良くなってからがんのことを話したほうが、そのあと恋愛に発展することが多かったです（笑）。

19歳・男性

相手を想って先に伝えた

僕は、マッチングアプリのプロフィール欄にがんであることを記載して、付き合う前に病気の話と子どもが生まれないかもしれないことを伝えていました。相手の時間（会っているときや付き合っているとき）のことを思って、先に伝えるようにしていましたね。ただ、相手がプロフィールの内容を見たタイミングでいきなり連絡がとれなくなったこともありました（笑）。

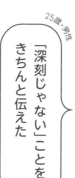

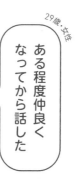

18歳・女性

個別に会うようになってから伝えた

出会い系アプリや婚活では、基本的にはがんのことは言わないようにしてました。なんといっても見ず知らずの人だし、顔も写真とかで出しているから……。で、個人で会うようになってから話しました！　言ったときの反応を、この先付き合っていくかのひとつの基準にしたり(笑)。「反応はいいんだけど、会うためだけに受け入れているな～」っていう人も結構いました。もちろん、全部を受け入れてくれる人もいました！

29歳・女性

1度言うと撤回できないので慎重になった

当時付き合っていた人とは別れ、がん治療が落ち着いてからお付き合いとかを考えるようになりました。妊よう性やがんのことって、1回話しちゃったら撤回できないことなので、慎重に伝えるようにしています。

38歳・女性

人となりがわかった頃に伝えた

最初会うときは言わずに、どういう人かわかったあたりで話していました。最初から言うと、がんだからどうこうっていうわけじゃないかもしれないけど、なんか変な壁ができる気がして。ちょっと長くお付き合いすることになりそうだな、ってときに「実は子どもを産めないんだけど……」みたいな感じで。

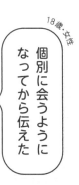

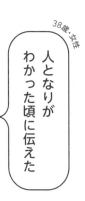

こんな経験をした人も

27歳・女性

がんのマイナスイメージを払拭するために自分磨きを頑張った

出会いの場に行くと、やっぱりがんに対してマイナスイメージを持たれることが多くて。なので、「がんのマイナスを超えるプラスをつくろう!」と思いました。自分の魅力になるような。たとえば、私は「ヨガ・ピラティス・いろいろなコミュニティーに参加してコミュニケーション能力を磨く・資格取得」などをしましたね!

24歳・男性

がんのことをいじってくれる友達と街コンに参加した

街コンなどに行くときは、僕のがんを常にいじってくれる人と一緒に行っています。舌がんってことを限られた時間で、いかに面白く伝えるかみたいなことをずっとしていて(笑)。傷がどうしてもあるのと、もごもご話すことになるので、先に言ってしまったほうがいいかなって。舌がんフェチの人が現れてくれないかなって思っています(笑)。

私の

がんになってからの“恋愛と結婚”

22歳のときに悪性リンパ腫と診断された牧野さん（女性）。
恋愛に前向きになれない時期があったものの、
その後結婚された牧野さんに
がんのことを伝えたタイミングなどをお伺いしました！

岸田 がんになってから恋愛していくときに、がんってことはどのタイミングで言いましたか？

牧野さん そうですね。社会復帰をしてから、恋愛関連で話しかけてくれる人もいたんですけど……私はそのときにがんのことを言いましたね。「実は、私はこういう病気で～」っていうふうに。で、「ちょっといまは恋愛に前向きになれないんだ～」みたいな話をしました。

岸田 あ～、でもその後ご結婚されてるじゃないですか。それまではどういう流れだったんですか？

牧野さん その後トライアスロンを始めたら、からだだけじゃなくて心も元気になってきて。わざわざ誰かに言うわけじゃないんですけど「がん治療をしてトライアスロンやってる自分カッコいいんじゃない?!」って（笑）。そう思ってたら自信がついてきて！　いまの旦那さんは職場が一緒で、トライアスロンに興味があって、という感じですね。

岸田 そうなんや～！　あと気になるのが、結婚するにあたって相手やその両親の理解ってありました？

牧野さん あの、まあ、絶縁ですよね（笑）。

牧野さん　えっ？？？！！
岸田　そうなんですよ。初めはがんのこと黙っていこうと思ってたんですよ!! でも、自分の良心的に「やっぱ伝えておいたほうがいいかな」と思って。「こういう病気になってたけど、いまはトライアスロンとかをやっていて元気です！」って伝えたんですけど、そこからはちょっと……。
牧野さん　えっ、理解されず？
岸田　そう……ですね。あの、お会いしていない状況です。
牧野さん　反対されたってことですかね？
岸田　一言で言うとそうです。
牧野さん　えっ、じゃあ病気が原因って感じか〜。
岸田　それまでは順調で、顔合わせの話もあったのが飛んだので（笑）。
牧野さん　まじか〜（牧野さん：まじだ〜）けど、旦那さんは理解してくれて、いま結婚してるってことやんね？
岸田　そうですね！ あの、ありがたいことに夫は「両親の意見は意見だけど、自分は自分の意見で人生を歩んでいきたいから」ということで、うん！
岸田・牧野さん　旦那さんすご〜〜〜い！（拍手）
牧野さん　ありがたいですね。

実際の会話はこちらから！

みんなの恋愛観・結婚観を紹介します！

25歳・男性

もともと「20代は遊びまくって30代で稼いで、そのあと結婚」を考えていました！　でもがんになってから命は有限であることを意識するようになって、**いつ死ぬかわからないから子どもや結婚のことをきちんと考えるようになり**ました ね。

43歳・男性

僕は、がんになってから**奥さんのことを大切にするようになった**なと思います。がんになる前よりも会話も増えましたし、奥さんが喜ぶようなことをしてあげたいと思うことが多くなりました！

38歳・女性

がんと診断を受けて「あぁ、もう私結婚できないし、妊娠もできないんだ」って思っちゃったんですよ。けど、それから5年ぐらい経って「やっぱりパートナーがいたらいいな」って思うようになって、婚活パーティーに参加したりしました。でもうまくいかなくて……。もともと積極的なほうだったんですけど、頭のなかにがんのことがチラついちゃって、積極的にいけなくなっちゃいました。「再発するかも」とか「欠陥品なんじゃないか」とか……。いまは、**がんに限らず何か大きなことを乗り越えた人となら話が合うかも？　って思っています**。

23歳・女性

がんになってから「お金や仕事に困りたくない」「結婚して安心したい」と思うようになって、恋人のことを束縛しちゃうようになりました。それで失敗して「最大の自由は自立だ！」と思いましたね。**自分で稼いで、自分で生活の基盤を整えることが本当に大切**だなと。貧しいときは負のスパイラルに入って抜け出すのが難しいなと感じました。

20歳・男性

僕は「子どもが欲しくない」ということもあって、**恋愛にはあまり積極的ではない**ですね。がんになってから彼女ができたこともありましたが「自分はがん経験者であること」とともに、子どものこともできるだけ早いタイミングで伝えるようにしていました。いつか結婚するってなったときに、子どもについて期待されたら困ってしまうので、先に言っとくに越したことはないかなと思っています。

24歳・女性

「がんになったからもう恋愛できない」って正直思いました。ステージⅣだし、病気のこと伝えたら終わっちゃうんじゃないかって。けど友達の紹介である人と出会って、お付き合いするぐらいのタイミングで勇気を出して話してみたら「今度一緒に病院に行く」って言ってくれて。**恋愛も諦めるべきものではないな**って思いました。

23歳・女性

私はがんを理由に別れたことがあります。でもその人は、がんのことを親身になって考えてくれて、それでも子どもを諦めきれなくてお別れしました。私にとっては真剣に考えてくれたことがとても嬉しくて、その人を否定したくないんです。**自分の状況を完全に受け入れてくれる人だけを肯定するようにはなりたくない**って思います。

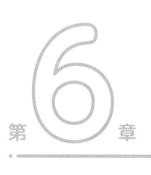

第6章

妊よう性（妊娠するための力）

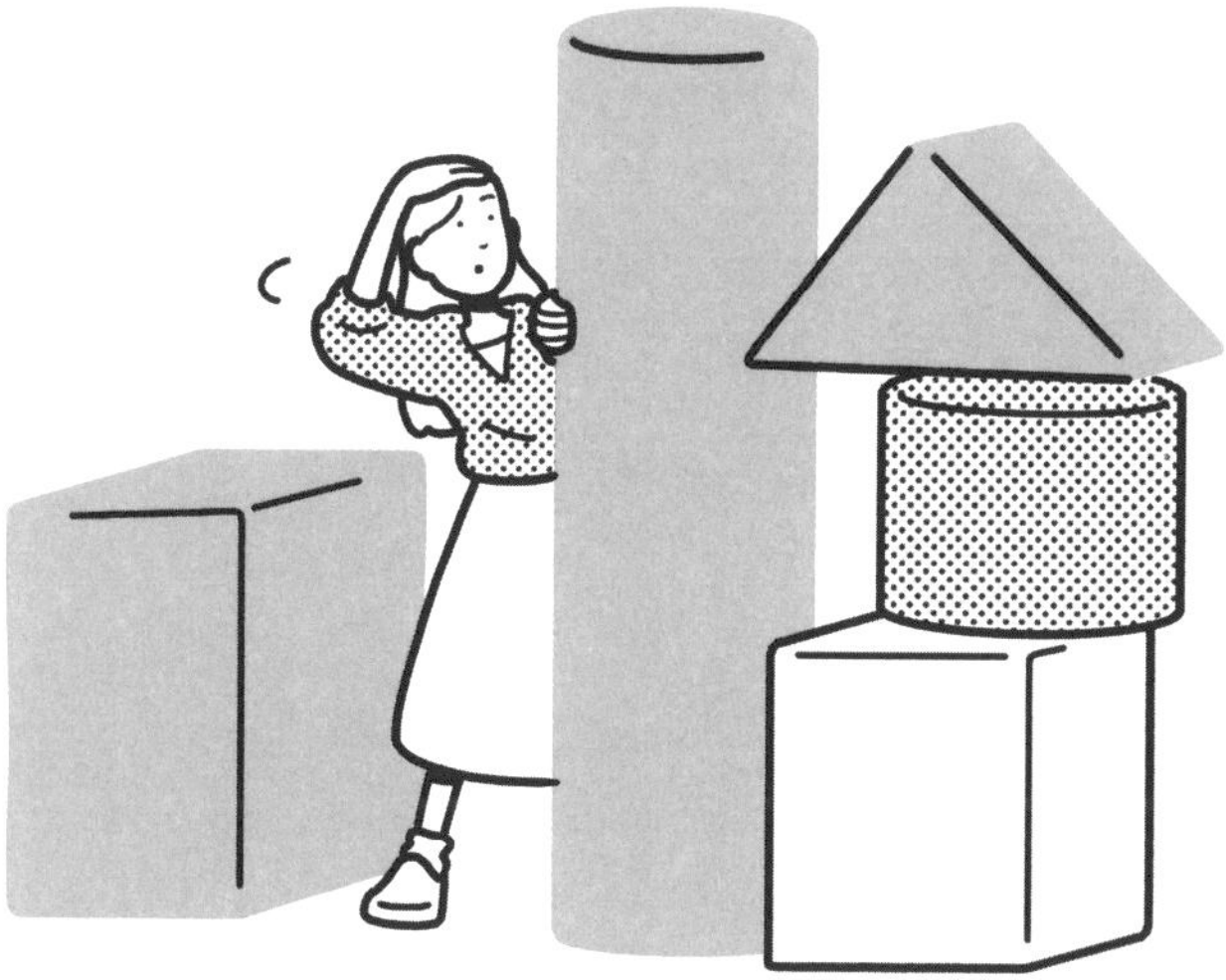

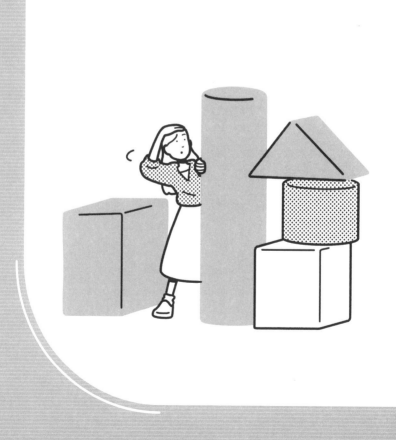

妊よう性って？

はじめてこの言葉を聞く人も多いと思います。**「妊よう性」とは、妊娠するための力のことを指します。**がん治療などの影響で、妊娠・出産するための生殖機能が弱まったり、失われてしまったりすることがあります。また、生殖機能への影響は、治療を受ける年齢によっても変わってきます。影響がある場合は主治医などから説明があると思いますが、不安な場合や、治療後に妊よう性で悩んだときは、主治医に相談してみて。聞きづらい場合は、看護師さんやがん相談支援センターを頼っても大丈夫です。妊よう性を温存したい場合、**43歳未満であれば助成金制度なども活用できます。**しかし、妊よう性の温存をしたからといって、将来確実に妊娠につながり子どもを授かるとは限りません。大事なのは**将来の選択肢は1つではないということ。**子どもを持たないという選択をされる方もいますし、子どものための制度ではありますが特別養子縁組や里親もあります。がんになっても自分らしく、選択できることが大切だと思います。

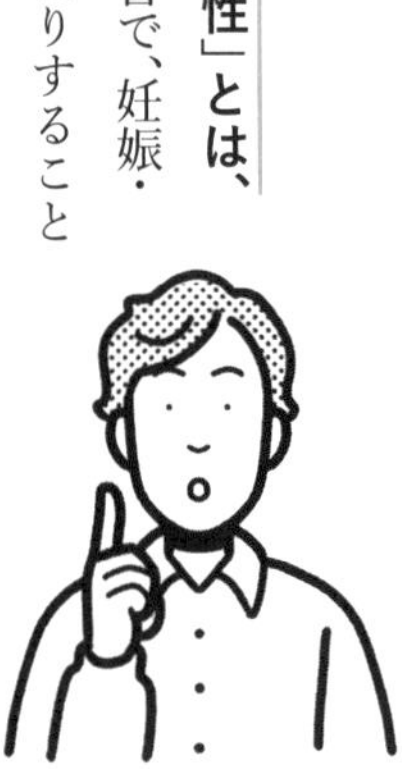

妊よう性を温存する方法って？

妊よう性温存療法には、女性が対象の「卵子（未受精卵）凍結保存」「胚（受精卵）凍結保存」「卵巣組織凍結保存」と、男性が対象の「精子凍結保存」「精巣組織凍結保存」があります。

女性

・卵子（未受精卵）凍結保存…未婚の女性（初経後）／がん治療開始まで時間的な余裕がある方
・胚（受精卵）凍結保存…配偶者のいる女性（事実婚含む）／がん治療開始まで時間的な余裕がある方
・卵巣組織凍結保存（※まだ試験的な方法である）…未婚の女性（初経後）／思春期前（初経前）の女性／がん治療開始までに時間的な余裕がない方

男性

・精子凍結保存…精子の採取が可能な男性
・精巣組織凍結保存（※まだ試験的な方法である）…思春期前（精通前）の男性／射精ができない男性など

※「卵巣組織凍結保存」と「精巣組織凍結保存」の位置づけについては、次を参考にしております。
「妊孕性／妊孕性温存について」（日本がん・生殖医療学会）
（http://j-sfp.org/fertility/fertility.html）（2023年9月時点）

妊よう性について考えた

将来「子ども持つ・持たない」どちらの選択もあると思います。

僕は、治療前に妊よう性の温存（精子凍結）を行ないました。ただ当時は、頭のなかはがんのことばかりで深く考えられていなかったというのが本音。しかしその後、手術の影響で射精ができないからだになってしまいました……。10年近く経過してパートナーと「子どもを持ちたいね」という話になり、自然妊娠が望めないため、凍結保存をしていた精子を使いました。「将来使うかわからなくても、凍結保存をして選択肢を残しておいてよかったな」といまでは思います。ただ、不妊治療をしても子どもが授かれないケースもあるので、そういった話をすることも大切です。また、「2人の人生を謳歌しよう!」と話すご夫婦も、僕の周りにはたくさんいます。もし悩んでいたら、**1人で考えずパートナーや家族、医療者とも相談しながら、いろいろな選択肢について考えてみる**といいかもしれません。

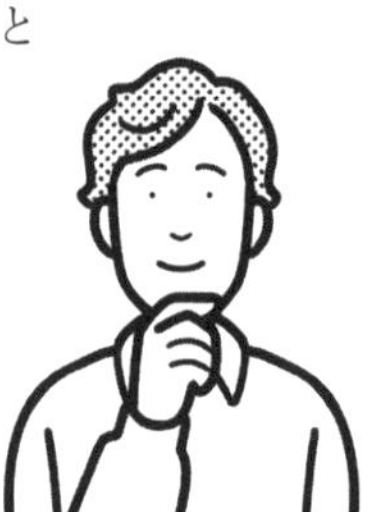

34歳・女性

凍結した受精卵で子どもを授かりました

「抗がん剤の影響で妊よう性が低下する恐れがある」と言われていました。「あのとき、妊よう性の温存をやっておけばよかったと思うかも知れない」とパートナーに相談して、受精卵凍結保存をしました。治療を終えて1年様子をみてから、その受精卵を使うことにしました。そしていま、妊娠中です！

18歳・男性

治療前に精子凍結をした

当時主治医から説明があって「将来子どもがほしい」と思っていたので、治療が始まる前に急いで精子凍結をしに行きました。ただ、ありがたいことに僕の場合は自然妊娠で子どもを授かることができました。治療後は、たまに検査に行って妊よう性を確認するようにしていて、当初は主治医に「半永久的に治らない」と言われていたんですが、奇跡的に治ったみたいです。ただ､自然妊娠が難しいとなった場合は、保存したものを使う予定でした。

24歳・女性

自分の命を優先しようと決めた

私の場合はあまりにも症状が進んでいたので、先生からは「子どもとかは諦めたほうがいい」と言われました。自分の生命優先って。女性として、すごい辛いことなんですけど、でも命優先って言われると何も言えないんですよね。自分の命あってのことなので。そこをないがしろにすると、いままでの人生でしてきた努力とかを否定してしまうかなって思いました。

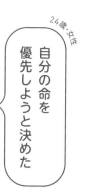

19歳・男性

妊よう性の
検査を行なって
心が楽になった

僕は精子凍結をしていません。結婚してから、妻と話して妊よう性の検査を行ないました。結果は「自分の力だけでは子どもをつくる機能が足りない」ということで、いまはどうしようか検討中です。結果を聞いて、少し落ち込みましたが、それでも、ずっと気にして生きてきたので事実がわかって心は楽になりましたね。

42歳・女性

不妊治療や
がん治療を経て
子どもがいない人生を
楽しむようになった

もともと妊娠しづらいからだで、不妊治療をしているときにがんになりました。先生から「今後どうするか」を聞かれたときに、赤ちゃんを諦めきれない気持ちがあったので「卵子を保存できる病院ありますか?」と聞いて、そこに問合せをしました。ただ、スケジュールや金額のことなどを聞いて、子どもは諦めることに。いまは、へこむこともありますが「しょうがない!」と思って、子どもがいない人生を楽しむようにしています。

20歳・男性

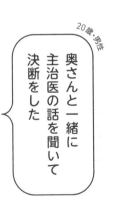

奥さんと一緒に
主治医の話を聞いて
決断をした

僕は初発のとき、精巣腫瘍のため精巣を摘出して抗がん剤治療は行わない決断をしました。再発後は「精子はもう出ないかもしれない」などの説明を奥さんと一緒に受けたあとに、抗がん剤治療を行ないました。パートナーと一緒に説明を聞けたことで、決断しやすかったです。

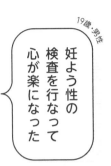

22歳・女性

悪い細胞が残っているので今後については悩み中

いま、私のからだのなかには悪い細胞がちょっとだけ残っているんですよね。で、妊娠するときって抗がん剤治療を一旦やめないといけないので、そうすると中断している間に悪い細胞が増殖しちゃうみたいで。いまは産めないですね。今後についてはこれから考えようと思っています。

32歳・女性

治療を終えて妊活をしている

宣告されたときに、今後子どもは持てるか主治医に聞いたら「5年間治療が必要だから、その後なら目指すことはできるよ」って当時言われました。でも5年後、37歳から妊娠を目指すのって現実的なのかなって。やっと5年間の治療が終わって主治医の先生から「妊娠を目指してもいいよ」って言われたので、いま妊活をしています。

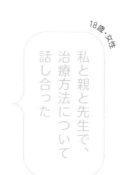

こんな経験をした人も

18歳・女性

私と親と先生で、治療方法について話し合った

卵巣がんと診断されて、卵巣・子宮をとるかどうかの話になったときに、親は「転移の可能性を低くしたいから全摘出してほしい」。でも、私は「残せるんだったら、残しておいたほうがいいのかな」って。それで、それぞれの意見を先生に伝えたところ、私の場合は全摘出でも残しても転移・再発の可能性は変わらない、ということだったので、残すことに決めました。私と親と先生でかなり詳しく話し合ってよかったなと思います。

私の

がんになってからの“性欲の変化”

41歳のときに男性乳がんが発覚した野口さん（男性）。がんの治療は順調に進みましたが、性欲減退を感じるように。からだへの影響についてお伺いしました。

岸田 野口さんって、手術とホルモン療法だと思うんですけど、妊よう性への影響ってあったんですか？

野口さん 僕自体が妊娠するわけではないのでなんとも言えないんですけど……。ただあの、病院の先生も言っていたんですけど、性欲減退というか。全然その気にならないっていうのは確かにあって。

岸田 えっ、それはホルモン療法の影響？

野口さん そうですね。ホルモン剤の影響でみたいな。たぶん、因果関係はハッキリしてないと思うんですけど。ただ、本当に変な話、全く気力がないというか、関心が湧かないっていうか。

岸田 え～～！

野口さん 私の妻が、ほかのがん患者さんの奥さんに聞くわけですよ。「うちの旦那が全然そういう気持ちにならないんだけど」って。そしたら「うちもそうよ～」みたいな。

岸田 え～?!

野口さん で、そういうことが何人かあって。まあ、ホルモン剤と性欲減退に直接的な関係があるのかはわからないんですけど、僕の周りには何人かいましたね。

岸田 へぇ～そうなんや～。え、たとえば「7日のうち7日性欲100%」が「7日のうち1日だけ」になるのか、それとも、もう一切なくなるのか……。

野口さん いや、もう365日ゼロっていう感じ。

岸田 え！ まじで?!

野口さん (笑)(笑)。いやもう、ねぇ、なんだかって感じですけど。でもこうなると、夜の営みもなくなるので、妊娠する確率っていうのはすごい減りますよね。妊よう性とは少し違うかもしれないんですけど、チャンスを逃すという意味では、ちょっと心配かなっていう。あとは妻の気持ちの落ち込みっていうか。やっぱりちょっと配慮してくれたり、心配してくれたりするんですけど、こういう変化によって夫婦間の関係っていうのも配慮がより必要になるのかなって思います。

岸田 あ～～。そこのね、関係がね、それで夫婦の関係が少しギクシャクしてしまう可能性もありますからね。

野口さん うんうん。

岸田 こちら野口さんのご経験談でした。踏み込んだ話をしていただき、ありがとうございました！

実際の会話はこちらから！

私の

がんになってからの“妊娠・出産”

12歳のときに急性リンパ性白血病と告知された木村さん（女性）。自然妊娠したものの、病院探しに苦労したそうです。そのときのお話を伺いました。

岸田 23歳のときにご結婚、そして妊娠されたということで（拍手）。いままでいろいろな治療をしてきたと思うんですけど、妊よう性とか妊娠に関する話は、医療者からあった？

木村さん 一応定期検査のときにホルモンの値とかは見てたんですけど、特に主治医からは何も言われてなくて。でも相手がいることだし、自分も妊娠できるからだなのかがわからなかったので、検査はしようかなと思ってたんですよ、婦人科とかで。「どうしようかな〜？」と思って、婦人科の予約をとったぐらいで妊娠がわかったんですよね。

岸田 へぇ〜！　ということは自然妊娠ってことであってる？

木村さん そうですね。何もしてないですね。

岸田 ほぉ〜そうなんや〜。でも「希望の病院で出産できなかった」のよね？　それは病気関連で？

木村さん そうですね。最初に妊娠判定をしてもらったクリニックがあって、私はそこで産む気満々だったんですよ。分娩予約をしようってなって、その話をお医者さんにしたときに、もともと問

Interview

診表に書いてた既往歴をみて「いまは治療してないのね～」ってすごい考えこんじゃって、先生が。

岸田 あぁ～～。

木村さん 「う～ん」ってなっちゃって。しばらくしてから「ちょっとうちでは責任が持てない」って。

岸田 あ～なんかあったときに。

木村さん そう。「何があるとは言えないけど、万が一何かあったときに、ここに設備がない」ってなって。で、家から1番近い総合病院を紹介してもらって、そこでも一通り検査をして問題はなかったんですけど、やっぱり「う～ん」っていう……（笑）。

岸田 え～?! そこでも～?!

木村さん ま、そこに産科の先生が1人しかいなかったのもあって。普通に帝王切開とかはできる環境なんですけど、すごく困らせちゃうみたいで。で、もう自分から「大学病院とかのほうがいいですかね?」って言って。そしたら「あ! そうだね!」みたいな（笑）。

岸田・木村さん アハハハハ（笑）。

木村さん それで、大学病院を紹介してもらって、予約がやっと取れて。

岸田 あ～。それで無事予約もできて、息子さんが誕生したと。

木村さん はい、そうですね!

実際の会話は
こちらから!

みんなの子どもに関する考え方を紹介します！

29歳・女性

子どもを産めないことは自分でもきちんと理解してるんですけど、街中で子どものいる家族をみるとやっぱ切ない気持ちになりますね。このことを夫に言ってみたら、夫も「同じような気持ちになる」って言ってくれて、少し救われました。**妊よう性ってやっぱり嫌ですけど、それを受け止めて一緒の気持ちになってくれる人がいてよかった**なって思います。

27歳・男性

当時、遺伝性の大腸がんと乳がんの場合には「子どもに受け継ぐ確率がわかる（がんになる確率は正確にはわからない）」ということだったんで、**遺伝子検査**をしました。そしたら「確率が高い」って出て。子どもはほしいですけど、やっぱり考えてしまうところではあります。ただ、子どもに教える習い事の先生をしていることもあって「その生徒さんたちがいればいいかな」って、いまは思っています。子孫が残せないので、親への申し訳なさはあるんですけどね。

34歳・女性

抗がん剤治療をしていなくても、子どもができない人はいるし、私の周りにも独身で歳をとっている人もいっぱいいるので、あんまり気にしてないかなって言うのが正直なところです。タイミングがあったら、縁があったらできるだろうし。神のみぞ知るっていう感じですね。

19歳・男性

同じがん患者さんとかで、子どもができた人をみると、心の底から「おめでとう」と祝えていないと感じます……。やっぱり羨ましいって思う自分がいますね。そんなときに妊よう性の検査をして「子どもができない」とわかったのですが、**ふんぎりをつける意味でもやってよかった**って思います。

23歳・女性

里親や特別養子縁組制度を調べていると、興味を持つようになりました。妊娠・出産はどれだけ健康な人でもリスクのあること。誰かがそのリスクを背負ってくれていることが気になったこともあったんですけど、「やっぱり子どもを迎えたい」って思うようになりました。パートナーにも伝えて、いまは一緒に考えています。

38歳・女性

もともと40歳を過ぎても子どもを産みたいと思っていたので、出産が難しくなったのは辛かったです。ただ、**産めないなら産めないなりの人生がある**と思っていて。もしかしたら子どもを引き取って、その子を幸せにしてあげられるかもしれない。そういうふうに、これから何かにつながっていくんだろうなって思っていたら、少しずつ克服できたような気がします。

第7章

容姿

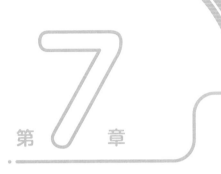

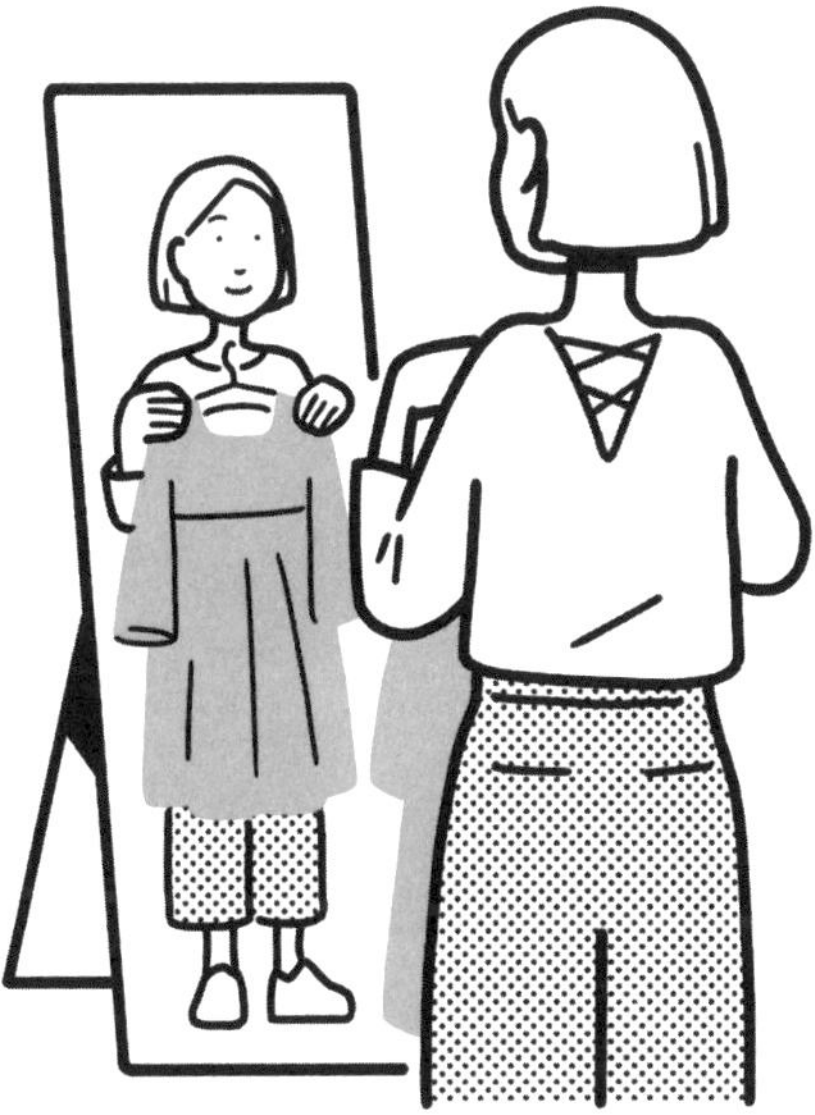

がん治療で外見が変わった

がんの治療をしていると、容姿が変わることもあります。代表的なのは抗がん剤治療によって髪の毛が抜けてしまったり、肌が黒ずんでしまったり、肌がカッサカサになったり。僕も、治療で髪の毛が抜けて、その後ちゃんと生えてくるのか不安でした。

そんなときに「病院内に**アピアランス支援センター**があるよ」と教えてもらって、行ったことを覚えています。そこでは「抗がん剤治療が終わったら数か月で生えてくると思うよ」「気になるなら展示しているウィッグのサンプルを1度被ってみる?」など、気になっていることを一緒に考えてくれましたね！　僕が、アピアランス支援センターで伝えられた言葉のなかで衝撃的だったのは「もしあなたが無人島に1人だったら身だしなみは整える?」という言葉。よく考えたら、僕の場合容姿を気にするのは**【相手】**がいるから。そして「その相手に以前の自分と同じように見てもらいたい」と思っているからだと気づかされました。同時に

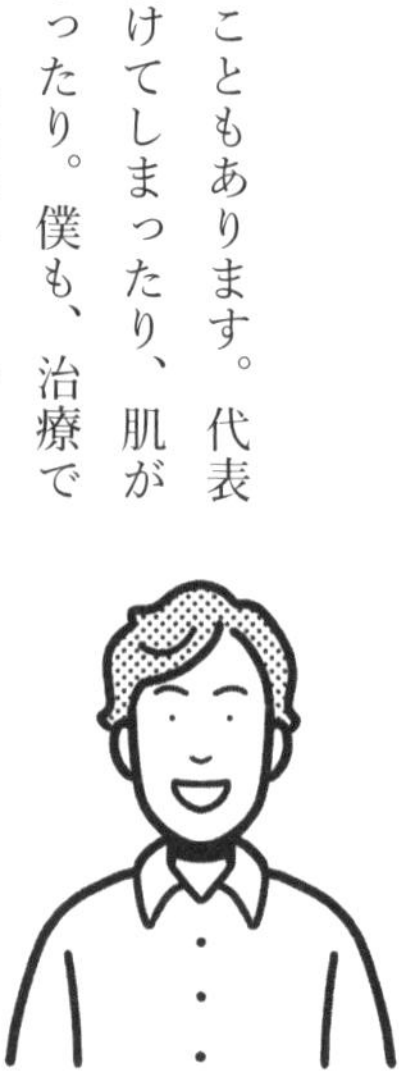

僕が考えたのは「相手（友人や家族など）の容姿をどこまで覚えているか」ということ。「相手のホクロの数や位置は？　目の色は？」とか。僕は「案外友人や同僚、まして家族の容姿でさえ、細かくは覚えていないもんだな」と思って。そこから、**容姿について気にする範囲や程度は人それぞれだけど、もしかしたら気にしなくていい部分まで気にしている可能性もあるな**と考えるようになりました。自分がパッと見て「これ似合っているな」ぐらいでいいのかもしれませんね。

横浜市とアピアランス支援センター（国立がん研究センター中央病院）が、患者さんに必要な情報（髪、ウイッグ、爪、肌、眉毛・まつ毛のこと）をリーフレットにまとめてくれています。気になる方はこちらもあわせてチェックしてみてください。

リーフレットは
ここでチェック！

アピアランス支援センターって？

アピアランスとは「外見」のことをいいます。アピアランス支援センターとは、がんの治療によって外見が変化し不安や悩みを抱いている人向けに、病院が開設している医療者へ相談できるような場所のことをいいます。もし通っている病院にアピアランス支援センターがなかったら、全国がん診療連携拠点病院（質の高いがん医療を提供している病院）にある、がん相談支援センターに悩みを相談してみるといいですよ！

髪の毛や眉毛が抜けた

抗がん剤治療をしている人にとって、脱毛は悩む問題。ただ、**すべての抗がん剤で毛が抜けるということではない**ので主治医に確認してくださいね。抜けるとわかっていても、実際に抜けたときのショックは計り知れないと思います。僕は、朝起きると枕元に髪の毛がいっぱい落ちていたり、シャワーのときに排水溝が詰まったりしたので、抜けきる前に理髪店で剃りました。「スキンヘッドになるのは一生に一度ぐらいだから」と、理髪店の人にいったん漫画『北斗の拳』にでてくるモヒカンのザコ敵のような髪型にしてもらってから剃ってもらったりしました（笑）。

そのほか、**自分に合う帽子**を選ぶのもいいと思います。髪の毛を剃らずに最後まで残しておくと、帽子から襟足やもみあげが見えて自然な感じになったりするのでそれもアリ。また、**ウィッグ**とかは複数持っている人も。気分によって変えたりできるので、自分の予算内で複数買っておいてもいいと思います。

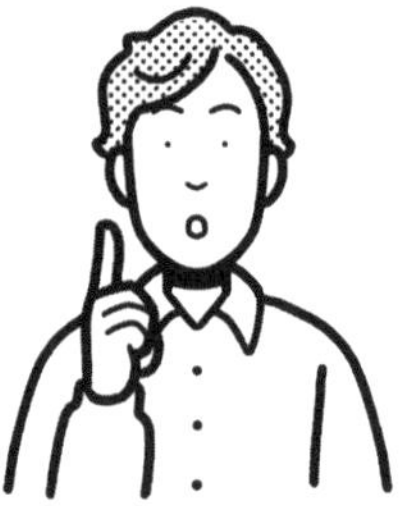

29歳・女性

安いウィッグにして
ダメになったら
買い替えた

髪の毛が抜けてからは、いろいろなウィッグを試して、できるだけ楽しむようにはしていました。最初のほうは病院でおすすめされた近所のデパートのウィッグを買っていたのですが「めっちゃおばさんになる!」という印象でした(笑)。そのあと美容室で整えてもらったのですが、やっぱりダメだなと。結果、私は安いファッションウィッグを使用して、ダメになったら買い替える方法にしました。職場は髪色がなんでもOKだったので、高頻度で髪色(ウィッグ)を変えて出勤していました!

20歳・男性

最初は
ビックリしたけど
前向きに考えられる
ようになった

脱毛については、初めはビックリしましたけど「髭を剃らなくてもいいんだ」って思うとポジティブになりました。眉毛などは、なくなると人相が変わってしまうので、眉毛を書くのが必須になりましたね。子どもと一緒に化粧品で遊んだり、眉毛の書き方を勉強したりして前向きになれました。

18歳・女性

人工毛と
人毛両方を
試して選択した

ウィッグをつけようとなったときに、看護師さんが病棟にあったパンフレットを持って来てくれて、特別調べもせずパンフレットにあった人毛のものを買いました。すごい自然な感じでよかったんですが、私が使っていたものは洗ったあとブローをきちんとしないといけなくて……。これが本当にめんどくさくて! それだったら人工毛のウィッグでも全然いいなと思いました。意外に人工毛のほうがセットしなくてもかたちを保ってくれて、私の場合は人工毛のほうが合っていましたね。

42歳・女性

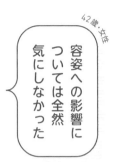

容姿への影響に
ついては全然
気にしなかった

看護師さんが、容姿についてすごい気にしてくださったんですけど、自分は全然気にならなかったです！　手術跡ができても、陥没しても全然大丈夫で、メイクで隠したりもしませんでした。人によって気になる・気にならないは違うなと思います。

33歳・女性

スカーフをオシャレに
巻いたりした

髪の毛が抜けたときに帽子を被る人が多いと思うんですけど、個人的に「がん患者と言えば」っていう感じで嫌だったんですよね。で、「オシャレもしたいしな……」と思って、たどり着いたのがスカーフでした！　YouTubeで「スカーフの巻き方」って調べて。海外の人がよく巻いているイメージがあったので、英語でも調べましたね(笑)。そしたら、すごいオシャレな巻き方が出てきて、そこからはそれを真似していました。同部屋の人からも好評でした！

30歳・女性

自然に抜けるのを
待っていたけど
剃っておけば
よかったとも思う

私は髪が抜けるのを自然に任せていました。でも、いま思えば「剃っておけばよかったな」って思います。たとえば、歩いているときに髪の毛は床に落ちるし、服にも付いて、知らない人から見たら異様な光景なのかなって。ただ、髪の毛が抜けてから1年ほど経過したら、地毛でも自然に過ごせるぐらい髪の毛が伸びました！　いまも地毛で過ごしています。

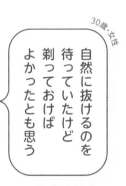

29歳・女性

ウィッグはセットしてもらってから使っている

私はファッションウィッグを使っています。最近だと髪の毛の有無にかかわらず、オシャレでウィッグを使っている子も多くて。いろいろなお店で売っていて便利ですよね。お店によると思うんですけど……ウィッグを買ったらそのあとセットをしてくれるところがあって、ストレート以外のヘアセットをしてもらっています！　ウィッグだったら、外してもセットはそのまま維持されるので使いまわしできるし、お得感があっていいなと思ってます。

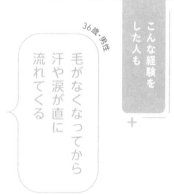

こんな経験をした人も

36歳・男性

毛がなくなってから汗や涙が直に流れてくる

髪の毛以外にも、眉毛・鼻毛・まつ毛・髭とか全部なくなりました。「髭剃らなくていいのは楽だな～」と思っていたら、今度眉毛を書くのがめんどくさくなって(笑)。毛がなくなってから思うのは、汗とかが直に流れてくるのが大変なときがあるっていう。涙もそうだし、鼻水も。全部そのまま流れてきちゃいますね。

43歳・女性

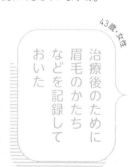

治療後のためになどを記録しておいた眉毛のかたち

抗がん剤治療の影響で毛が抜ける前に、眉毛のかたちとかを写真に撮って記録しておきました。毛が抜けてからメイクをするっていうときに、そういった写真があったほうがやりやすいと聞いたのもあって。撮っておいてよかったですね。

私の

がんになってからの“ウィッグの工夫”

ウィッグを被っていると暑かったり汗をかいたりして悩む人もいると思います。16歳のときに骨肉腫になった原澤さん（女性）に自分なりの対策法をお伺いしました！

岸田 がん経験者の人におすすめの情報を教えてください！

原澤さん えっと……今日は、こんなものを持ってきました（※実物は動画をご覧ください）。

岸田 おっ！　それはなんですか？

原澤さん ウィッグの下に被るネットの代わりに、こういうのを被っていて……。帽子のかたちになっているんですけど、これ実はメンズのインナーシャツなんですよね。

岸田 え、メンズの下着なん？　それは。

原澤さん 下着っていうか……。インナーとかっていま売ってるじゃないですか、ユニクロとかジーユーとかに安いのが。それを、まずは中央で縦に切って、次に横に3等分に切ります（1枚のシャツが6つに分かれる）。で、それぞれ長方形になると思うので、それを筒状にまるめて、頭の部分を牛乳パックみたいに折ってダダダって縫うんです。そうすると帽子になる、っていう感じです。

岸田 なるほどね〜！

〈原澤さん〉夏用の汗を発散させるようなインナーを使うと、これが汗を吸収してくれて、そんなにむれなくていいんですよ！

〈岸田〉あ~なんか、なんちゃらドライとかエアリズムみたいなやつ。

〈原澤さん〉そうです。で、黒のインナーを選ぶとそんなに地肌が見えないから、なんとなくウィッグの隙間から見えても髪の毛っぽく見えるし。生え際ぐらいまで被って、その上からウィッグを被って……。

〈岸田〉（※実際に被ってみる）こういうことね！　水泳帽みたいな。けど、実際に被ってみたら、すごいフィットする。

〈原澤さん〉そうなんですよ。伸縮性があるのでそんなに頭も痛くならずに。なので、ウィッグとかも毎日洗わなくても、そんなににおいがつかない。

〈岸田〉あ、そっか、これを中に被ったら洗わなくていいんか、あんまり。

〈原澤さん〉そうなんです！　汗臭くなっちゃうのがどうしてもあれなので、これをつけ替えれば、そんなに頻繁にウィッグ洗わなくてもいいですし。

〈岸田〉はあ~勉強になる。

〈原澤さん〉すごく簡単なんですよ、自分の家でつくれて。ウィッグではなくて帽子を被っている人とかにもおすすめです！

実際の会話はこちらから！

みんなの**そのほかの悩みと対応**を紹介します！

23歳・女性

私はリンパ浮腫に悩みました。リンパ浮腫は「治らない」「あまり知られていない」「何もしていないとどんどん太くなっていく」ということもあって辛いです。堂々としていればいいのはわかるけど細くできるなら細くしたいし、ハイヒールやスカートを履きたいと思う日々でした。右足と左足でサイズが違うので、靴は大きいサイズを買って、小さいほうには詰め物などを入れて調整していました。ほかにも**①弾性ストッキングを使用したり、②手術を受けたりして**リンパ浮腫とつきあっています。ちなみに私は、MAE.É（マエエ）のオシャレな弾性ストッキングを使っています！

30歳・女性

私は乳がんで左胸全摘でした。手術の前日は何枚も写真（自撮り）をとりましたね。術後もなかなか自分の姿を見る勇気が出なくて、結局退院の前日ぐらいに見ることができました。そのときは、胸がペチャンコになってて衝撃を受けましたけど、逆に「**あ、これでまたこれから先も生きていけるんだな**」って**すごい安心した部分もありました。**ショックだったけど、傷を見てちょっとほっとしました。

29歳・女性

私は手術跡が大きくて、なによりお腹の傷が「?（はてな）のかたち」をしているのがめっちゃ嫌でした！　術後すぐは、**傷を綺麗にするテープ**を貼ってましたね。このとき、テープを先に貼ってから傷跡ケア用のオイルを塗って保湿するのが個人的にはよかったです。その後、手術から年月が経って、治療的にも問題がない時期に入ったので、美容皮膚科で医療レーザーをしたりして、傷跡を消そうとチャレンジしています。

29歳・女性

私は顔半分を手術したんですが、唾液腺やリンパ腺を取ったので、顔の半分がむくんだり唇がズレたりします。それがすごい気になったので「**むくんだりするほうを隠せるような髪型にしてほしい**」と美容師さんに頼みました。そしたらアシンメトリーな髪型を提案してくれて、それでいまは落ち着いています。

27歳・男性

僕は、放射線治療を顔に受けたら、照射したところが日焼けしたときのように赤くなりました。**できるだけその皮膚を刺激しないように**ということだったので、髭剃りを刃ではなく電気シェーバーにしたり、指示のあった外用剤を塗りました。その後、肌も乾燥によってボロボロになったので、処方された保湿剤を1日に何度も塗ってケアをしました。それで症状がだいぶ軽くなったので、保湿は大事ですね！

第8章

食事

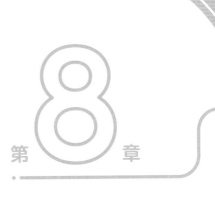

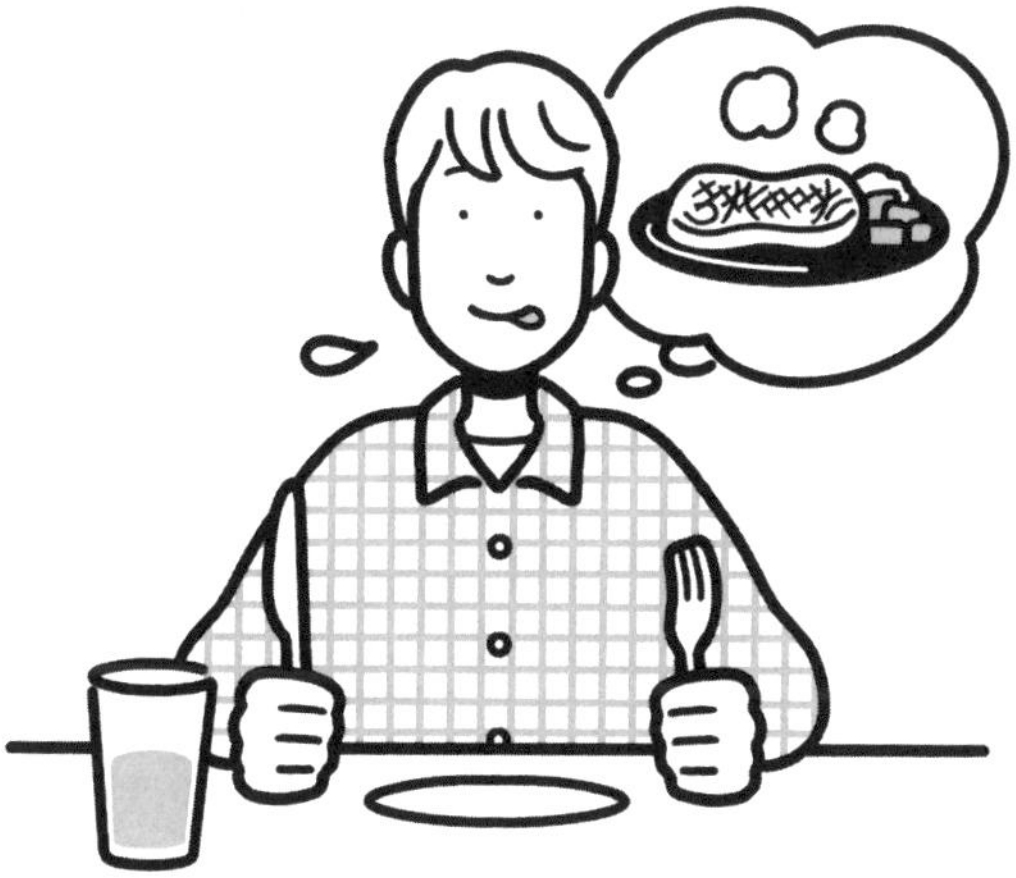

食事での悩みごとが増えた

食事で悩むというのは、何度も経験すると思います。「病院の食事ってまずいんじゃないの？」と思われがちですが、最近は美味しくなってきているかなと思います。ただ、抗がん剤治療などで「におい」に敏感になったり、「味覚」が変化して徐々に美味しく食べられなくなったりもします。そんなとき、**僕は「器」を陶器に変えてみたら、においがマシになって気持ち悪さが軽減**しました。ほかにも、濃い味が無性に欲しくなるときはコンビニのカップ焼きそばとかを食べていました（笑）。

こういった悩みに対して工夫してくれている病院もあります。たとえば、国立がん研究センター中央病院では、希望したら毎週金曜日の朝クロワッサンを焼いて提供してくれるんです。これ、ガチの生地の発酵から病院でやってて、とても好評みたいです。それぞれの病院で取り組まれていることがあるかもしれないので、**看護師さんや栄養士さんに相談してみるといいかもしれません。**

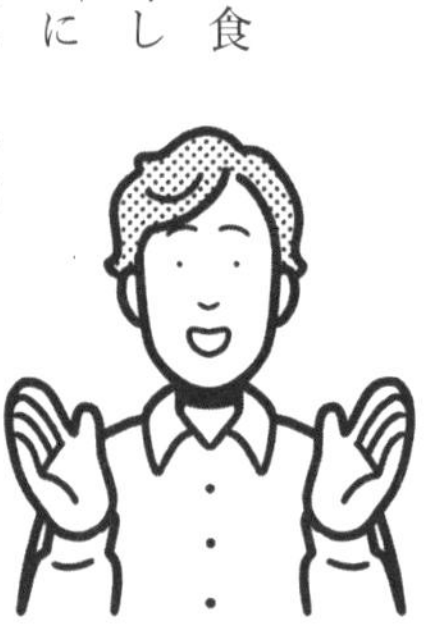

42歳・男性

炭水化物を減らして副菜をたくさん食べた

治療の影響で炭水化物が苦く感じるようになりました。味覚が変化して食欲がすごいなくなったんですが、(体力的にも)食べないといけなくて、それがすごく苦痛でしたね……。炭水化物は苦いので、できるだけ少なくして、副菜をたくさん食べるようにしました。体重は減っちゃいましたが、味覚障害がマシになってくるまでは、このように対応していました。

33歳・女性

ひたすら「我慢」と「避ける」を続けた

私は副作用で味覚障害があったんですが、食べないといけないときは我慢したり、避けられるときは避けるようにしていました。ただ、徐々に治ってきて……。そしたら希望が見えてきて、食べられることに安心を感じるようになりました!

36歳・男性

食べやすいものを積極的に食べていた

食欲がないときや副作用の口内炎が酷いときは「味がない・柔らかい・冷たい・サッパリ」したものが食べやすかったです。豆腐や卵豆腐・そうめん・ヨーグルト・ゼリー・バナナ・蕎麦などを好んで食べていました。味がわからなくても、サッパリしていると食べやすくていいんですよね。

20歳・男性

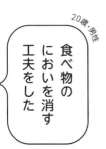

食べ物のにおいを消す工夫をした

治療の影響でご飯のにおいが無理になりました。なので、素うどんなどの麺類をメインにして、味も基本つけないようにしていました（大体半年ぐらいは麺類中心の生活をしていましたね！）。そのあとは、白ご飯にお茶をかけるなどして、においを消す工夫をしながら少しずつ食べました。

23歳・女性

胃を切除した後はとにかくゆっくり食べて対応した

胃を3分の2切ったことによって、急激に食べると動悸やめまい、腹痛などを発症するようになりました。そのため、とにかく時間をかけてゆっくりちゃんと噛んで食べるようにしました。ただ脳は美味しかったものを覚えていて、いまもたくさん食べられると思っているようで、ついつい食べちゃって気づいたときには手遅れということもあったので、いまも注意しています。

25歳・男性

食べやすいものを探してそれを積極的に食べた

カレーなど、とろみのある食べ物は食べやかったです！　あとは、中華丼や天津飯などは味覚障害があるときも美味しいと感じました。食べづらいのは、ハンバーガーなど「口を大きく開けないと食べられないもの」や焼き魚などの「水分があまり含まれていないもの」でしたね。

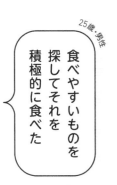

40歳・女性

大食い選手権とかを見て
自分も食べた気になった

手術の関係で食べられない期間があって、最初は食べ物のことばっかり考えてたんですけど、あるときからテレビの大食い選手権とかYouTubeの食事の動画を見るようになりました。見て、自分も食べたつもりになるっていう（笑）。そのなかで気になる店は「行きたい店リスト」にまとめてましたね。退院してからそういった店に行ったりしてたら、食べ過ぎて4キロ太っちゃいました（笑）。「こりゃいかん」と思ってダイエットをしました。

こんな経験をした人も

32歳・男性

治療で体重が
減ったけど
退院後一気に戻った

僕は、治療中は全然食べられなかったので、5キロほど痩せました。ただ、社会復帰してからは食べられるようになって、食べられる嬉しさから外食をしすぎて、一瞬で戻りました（笑）。

31歳・女性

気持ち悪くなりつつ
めちゃくちゃ食べた

副作用で気持ち悪くて吐いたりもしたんですけど、ご飯はめちゃくちゃ食べてました。私自身食べるのが大好きっていうのもあるんですけど、私がご飯を食べると周りのみんなが喜ぶんですよ。それを見たら、ちょっと無理してでも食べちゃいましたね。

食べられなくなった・食べづらくなった

治療中は特に食べられなかったり、食べづらかったりすると思います。僕も抗がん剤治療によって免疫力が下がっていた時期は、生ものを控えないといけなかったりしました。

「からだが弱ったときや、食が進まないときはどうしましたか?」とさまざまながん経験者さんに聞いてきたところ、頻繁に耳にする食べ物がありました！それは『ガリガリ君』(赤城乳業株式会社)。食べ始めは食感があって食べている感覚がきちんとあるけど、その後は口のなかで溶けていく。でも、ちゃんと味もあるし、カロリーもとれる。「副作用で口内炎とかが口にできていると、何かを食べるとき痛いんだけど、ガリガリ君なら溶けるからありがたい」というお話も聞きました。いろいろな味があるので、自分に合う味を探してみてもいいかもしれませんね！　僕も「アイスなら……」と、いろんな種類のアイスを病室に持ち込んで食べ比べて「1人アイスソムリエ(造語)」してたなぁ(笑)。

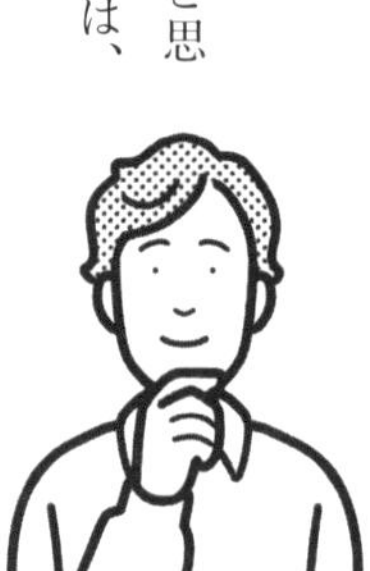

30歳・男性

同じ柑橘類のくくりのなかでも「食べてOK」と「NG」があった

僕の場合は、一部の抗がん剤との相互作用の関係で、グレープフルーツがNGでした。特にグレープフルーツジュースは濃縮還元されている場合もあり、市販のジュースなどを買うときには注意しました。ちなみに、柑橘類を食べたいなと思ったときは「食べてもOK」と言われている、温州みかんなどを食べています。(もし迷う場合は、気軽に医療者に相談してみるといいと思います!)

22歳・男性

医師と自分のなかで「食べない」の基準が違った

患者会に行ったときに「自分でどこまで成分とか気をつければいいのかが難しい」と話していると、患者会にいた先生に「そこまで気をつけていたの?!」と驚かれました。それを聞いて自分も「そこまで気にしなくてもよかったの?!」と驚いたのを覚えています(笑)。こっちとしては、やっぱりどこまで気をつけたらいいのかが気になるので、担当医に「どれぐらい気をつけるべきか」聞いておくといいなと思いました。

19歳・男性

主治医に相談をしたらよい方向に進んだ

手術後、肝機能が悪くなり、脂っこいもの・塩っ辛いものが食べられなくなってストレスが溜まりました……。担当の先生に聞いてみたら「毎日食べるのはダメだけど、1食ぐらいならいいよ」と言われて、すごく気持ちが楽になりました。そう言われてから久しぶりに食べた脂っこいものは、めちゃくちゃ美味しかったです!

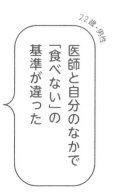

食事で大切にしていること・意識していること

僕は「**健康的に・ストレスなく**」ということを意識しています。

治療中、さまざまな食事療法を周りの人（非医療者）に勧められることがありました。たとえば「4つ足の動物のお肉は食べたからあかん」とか。けど、その後ベジタリアンの方が、がんになったと聞いて「あれ？お肉食べてないのに?!」って気づくわけです。「がんを食事で治す」というのは科学的に証明されていないけど、テレビや本などでみた食事法を勧めてくる人っているとと思います。そのときは「**アドバイスありがとう。いまは主治医を信頼して治療してるから大丈夫！**」って僕は言うようにしています。

ただ「野菜をとる・バランスよく食べる」という健康的な食事は、がんに限らず、からだによいことだと思っているので意識するようにはしています。また、なんでも極端にやりすぎるとストレスになるので、好きなものを美味しく食べて、ストレスがないように生活することを心がけています！

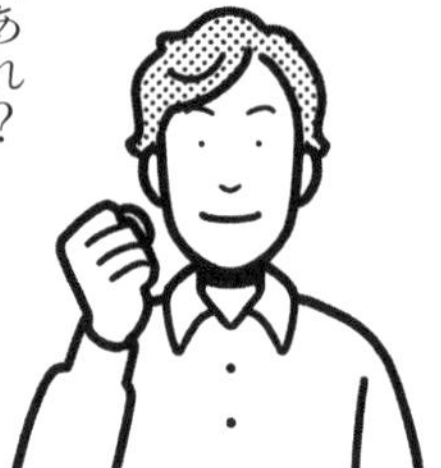

22歳・男性

「好きなものを食べる」ことでモチベーションを上げた

健康のことは考えすぎず、いままで通りの食事をしていました（いまもそうです）！　ジャンクフードなどももちろん食べていましたし、それが私にとって治療を続けるモチベーションになりましたね。基本的に先生から何も言われていなければ、食べたいものは食べたほうがいいと思っています。なにより体力が大切ですから！

36歳・男性

がんになったことをきっかけに健康志向に

私は消化器系のがんになってから「何を食べてよいかがわからない」ようになり、オーガニック志向になりました。健康によいと言われているものなどを選ぶようになりましたね。食材などはオーガニックスーパーで買ったりしています。

35歳・男性

周りからのアドバイスはあまり意識しないようにしている

がんになってから「△△は食べないほうがいい」「△△を食べなさい」みたいなアドバイスをいただくようになりました。ただ、僕は普通の生活ができたらいいなと思ってるんですよね。なんか変に「僕は病気になったから△△を食べるんだ」って思うと「自分は病気なんだ」って毎回思い出してしまうんです。だから、周りの言葉とかは気にしないようにしています。

私の

がんになってからの"情報の見分け方"

さまざまな情報が溢れている時代に大切な考え方などを
がん研究者の大須賀先生（アラバマ大学バーミンガム校助教授）と
GIST（消化管間質腫瘍）経験者の
谷島さん（男性）にお伺いしました。
本書だけで判断せず、是非動画もご覧ください！

谷島さん　僕が「やってよかったな」と思うことは、主治医の話をきちんと聞くこと・わからないことは質問をすることですね。それを踏まえて、僕が「早めに知っておいてよかったな」と思うことは、補完代替療法《ほかんだいたいりょうほう》※のことですね。トンデモが多かったりする分野ですけど。がんになったときにまず誰でも思うのが「やれることは、なんでもやろう」だと思うんですよね、命に代えられるものはないから。

岸田・大須賀先生　うんうん。

谷島さん　そういった心理で、やっぱり補完代替療法みたいなことも視野に入ってくるんですよ。で、僕は科学的に補完代替療法を検証している方を紹介してもらう機会があって、そのときに補完代替療法の冊子とかを読みました。そこで、エビデンスとかを見たときに「世の中にはいろんな情報が溢れているけど、科学的にはこうなんだ」っていう現実を知ることができたのが、自分にとってプラスで大切でしたね。ただ、それでもやっぱり、いろいろ手を出しちゃうんですよね。

岸田 う〜ん、これがいいとかね。まあいろんな人の言葉もあって「これならありかも?」ってね。たとえば、あるあるなのが、がん患者さんが、にんじんジュースをよく飲むようになるという現象……。

谷島さん 飲みました飲みました(笑)。(岸田:僕も飲みました)コールドプレスジュースとかね。

岸田 そうそうそう(笑)。低速ジューサーじゃないと酵素を壊してしまうからあかんとかね(笑)。

大須賀先生 日本人は食事についての関心がとても高いので、本当に食事療法が多いんですよね。もちろん食事を気をつけるのは悪いことではないですし、バランスよく食べることはいいんですけど、行き過ぎちゃうことが問題なんですよね。

岸田・谷島さん うんうん。

大須賀先生 特にがん患者さんの場合だと「自分の命をなんとかして救いたい」って、本人も家族も思って必死にやるのでやりすぎちゃうんですよね。「△△だけを飲め」とか「△△はダメだ」といった極端な情報を知って実施しようとすると、食事のバランスがめちゃくちゃになっちゃって、逆に痩せていっちゃったりとかね。これをうまく、ほどよく取り入れる分にはいいんですけど。その辺はやっぱり主治医や栄養士さんによく相談してもらって欲しいですね。

※補完代替療法:「通常、がん治療の目的で行われている医療(手術や薬物療法〈抗がん剤治療〉、放射線治療など)を補ったり、その代わりに行う医療のこと」をいいます(国立がん研究センターがん情報サービス「補完代替療法を考える」(https://ganjoho.jp/public/qa_links/book/public/pdf/37_175-177.pdf)(2023年9月時点)より引用)。具体的には、栄養補助食品や心身療法(ヨガ・鍼灸など)、自然療法などがあります。これらは、がんの進行を抑えることが科学的に証明されていません。

私の がんになってからの"情報の見分け方"

岸田「がんは糖分をめちゃくちゃとるから、糖を摂ったらあかん」みたいな。

大須賀先生 ね。世界でまだ「糖を摂ったらがんが進行してしまう」ことについて科学的根拠はないんですけどね。これを信じちゃって、たとえば大好きな甘いものを一切摂らないで耐えている患者さんに出会うと悲しくなりますね。もっと食事を楽しみながら闘病することができるのにって。そういうところは、情報発信がすごい重大なところだなと思います。

岸田・谷島さん そうですよね。

大須賀先生 でも「全部を許さない」っていう姿勢はよろしくないと思っていて。患者さんやそのご家族の「何かやっておきたい！」っていう気持ちは本当によくわかるので。なので、そういうところを少しは残すべきだと思うんですよね。やりすぎないように気をつけながら、周りのお医者さんとかは、患者さんのことをみていかないといけないですよね。

岸田 そうそう、やりすぎないっていうのと、そういった療法ってめちゃくちゃ高額だったりすることもあるので、そういうところは自分のお財布と相談したりね。あ、谷島くんは補完代替療法を知ってから、どうなったの？

谷島さん やっぱり僕もね、生活習慣とか、食事とかの見直しっていうのは結構徹底したことがあったんです。いろんな書籍を読んだり、ネットで調べたりして「できることはやりたい」っていう考えですよね。そこでにんじんジュースとか、赤身の肉は食べないとか、睡眠時間は７・５時間にするとか。いろいろやったんですけど、それでも再発したので、僕は割とその辺ハッキリしてて「やってダメだったんだからダメだ」と思って切り捨てていきましたね。

でもやっぱり、大須賀先生がおっしゃっていたように難しいところはあって。こういった治療って「標準治療から遠ざけてしまう・経済的負担の増加・ＱＯＬを下げてしまう・人間関係を壊してしまう」などの問題があると思うんですよね。たとえば、子どもががんになったときに祖父母から「△△がいいらしい」と聞いて試したけど、亡くなってしまったら「徹底的に△△を行なったのか」って親は責められるかもしれないですよね。それで家族(人間)関係が壊れてしまうっていうのは、僕の周りでもあるので、思った以上によくないことだったりすると思います。なので、正確なことを知ってほしいなとは思いますね。

大須賀先生

そういう場合の１つの手としては、お医者さんに丸投げしちゃうっていう。「お医者さんのアドバイスに従ってやっていて、この子のがんには効果がないって言っていたのでしません」っていう感じで、お医者さんのせいにしちゃうのも１つだと思いますね。もちろん簡単じゃないんですけどね。

実際の会話は
こちらから!

食べることへの工夫

食べることって本当に大事で。僕も食が進まないときなどは、いろいろ試しました。たとえば、無理せず少量ずつ食べられるときに食べたり、味があったほうが白ご飯は食べやすかったので「**マイふりかけ**」を持ち歩いていたときもありました。あとは「事前に把握しておくこと」も大事です。たとえば、お昼休みなどの限られた時間内に食べないといけないときは麺類にする、など「**自分が食べられるもの**」**を把握しておく**とよいと思います！また、周り（学校の先生や職場の人など）に事前に伝えておくと配慮してくれるかも。

ちなみに、**国立がん研究センター東病院のレシピサイト「CHEER!（チアー）」では**、がん治療にともなう症状別につくられたレシピがたくさん載っています。調理のポイント（たとえば、噛みやすくするなら「小さく」よりも「薄く」を意識する）などもあるので参考にしてみてくださいね！

CHEER!（チアー）はこちらから！

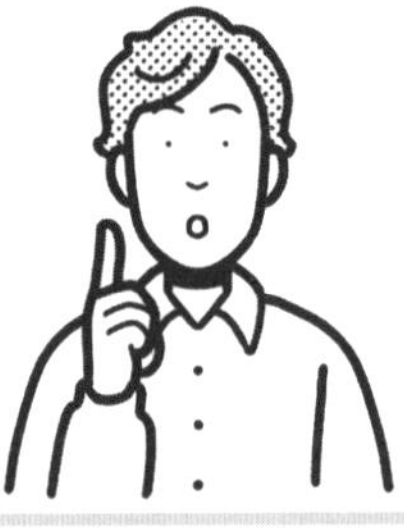

40歳・女性

外食などで気をつけることが増えた

治療によって口元が麻痺してしまって、食べ物が口からこぼれるようになりました。その影響もあってか、美味しく感じなくなったり、人前で食事ができなくなったりしました。ただどうしても外で食事をしなければいけないときは、壁に向かって座れる席を選ぶようにしています。ほかのお客さんから食べているところが見えないことを重要視していますね。

42歳・女性

道具にこだわるようになった

私は「iisazy（イイサジー）」のスプーンやフォークなどのカトラリーを使うようになってから、かなり食事の悩みが解消されました！小さくてスリムで平たくて、ちょうどいいんですよね。道具を工夫することの大切さを感じました。外でご飯を食べるときも持参しています。ユニバーサルデザインなので「エコな人」っていう雰囲気があっていい感じです！

25歳・男性

外出するときはハサミとストローが必須

私は義顎（ぎがく：あごの欠損を補う人工物）で噛み切ったりできないので、食べ物はハサミを使って1口サイズに切ってから食べています。コンビニのサンドウィッチや肉まんも、ハサミで切らないと食べられないですね。なので、外出するときも必ずハサミを持ち歩いています。あとはストローも必需品です！

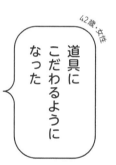

第9章

メンタル

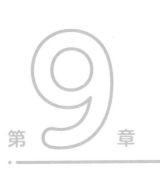

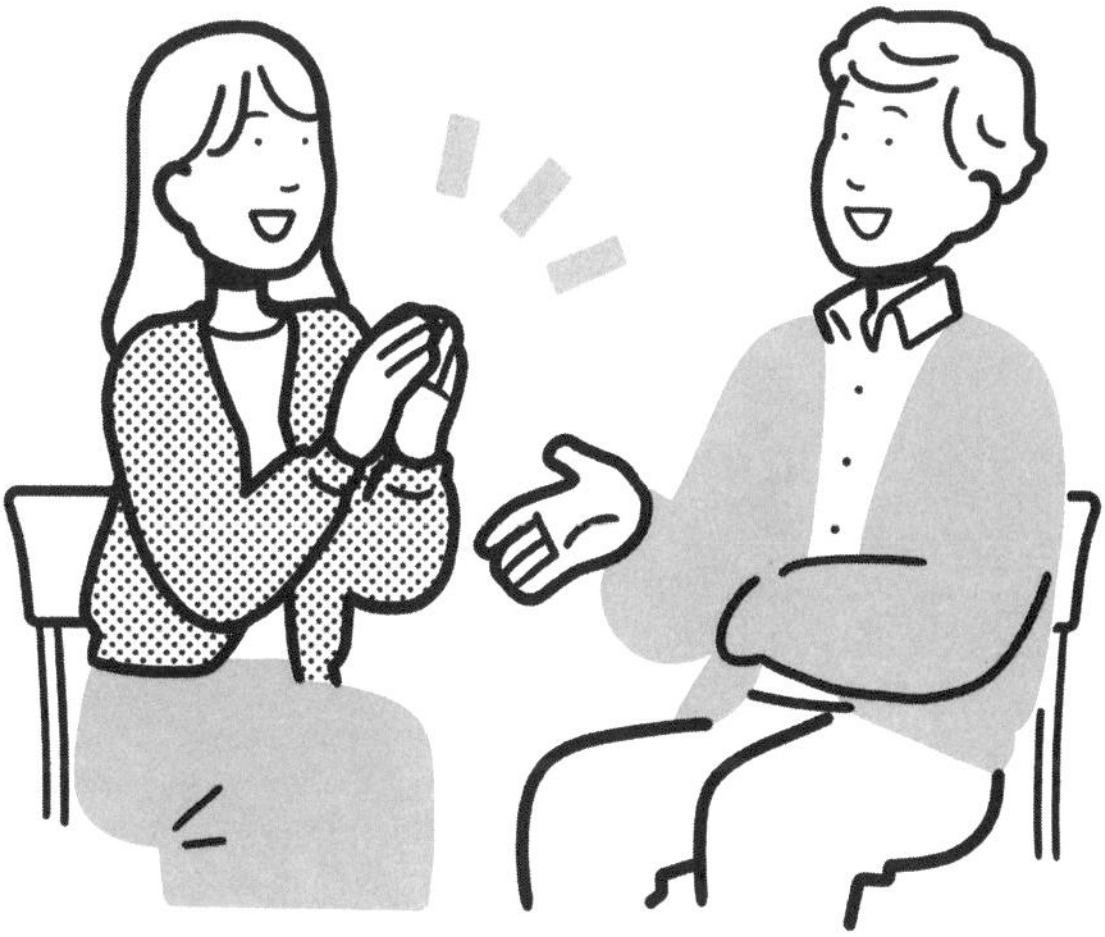

ネガティブな気持ちになることがある

ネガティブなときって誰でもあると思います。治療中とかって、やっぱり孤独じゃないですか。「こんなに苦しんでるのは自分だけとちゃうか……」と思うと余計に暗くなっていくんですよね。ただ僕は「辛い思いをしているのは自分だけじゃないかも」と思ってから、視野が広くなって落ち込むことも少なくなったかなと思っています。患者会やイベントに出て、そこでいろんながん経験者さんと出会いました。すると「**悩みを持ちながら治療や生活をしているのは自分だけとちゃんねんな**」と思えて、少しだけ前を向けたというか心が軽くなりました。ただし、**辛い状態がずっと続いたら、こころの専門家（精神科医や臨床心理士など）に相談するのも大事。**また、がん専門の精神科がある病院や、日本サイコオンコロジー学会のホームページには専門の医師のリストがあったりもします。もし、近くにいなかったら、主治医やがん相談支援センターを頼ってみてください。

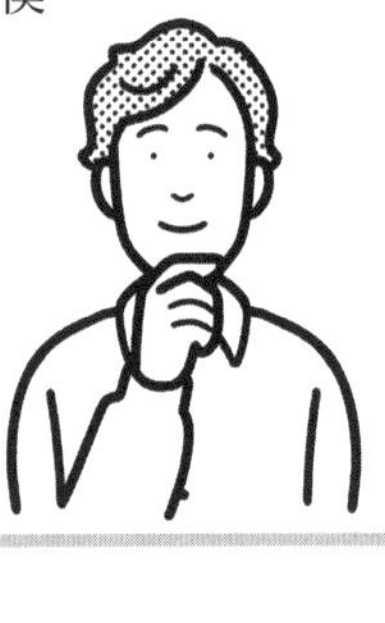

18歳・女性

SNSで友達とつながっていることが心の支えになった

周りの友達が大学に行っている時期にがんになったので、私だけ取り残されている感じがありました。そのときはSNSが頼りで。SNSではみんなとつながっていたし、時々友達と長電話したりしてストレス発散していましたね。入院していた病院には同世代の子がいなかったのもあって、SNSがあってよかったです。

19歳・女性

人に相談しづらかったので、自分のなかでうまく気持ちを整理した

私は手術が終わるくらいまで「なんで私病気になっちゃったんだろうか」「本当に死んじゃったらどうしよう」と思っていました。誰かに相談するのも難しかったので、日記を書いたり、たくさん泣いて気持ちを切り替えたりして、自分のなかで気持ちを消化しました。手術が終わって、あとは抗がん剤だけってなったときに「まぁ、頑張れるかな」ってなりましたね。

19歳・男性

「いつの日かの死」を考えているのってもったいないなと思うようになった

5年先がないかもしれないって思って、怖くなりました。でも「毎日『いつの日かの死』を考えているのってもったいないのでは?」「いましたいことをしよう。楽しんでから死んだほうがいいな」と考えるようになりました。不安や恐怖を覚えるときもありますが、この考えをできるだけ意識して過ごしています。それでも難しいときは、いろんな人に相談して、気持ちの整理をしていますね。

43歳・男性

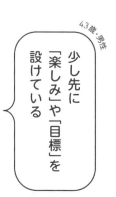

少し先に「楽しみ」や「目標」を設けている

がんになってから「興味のあることは後回しにしない」ということを大切にしています。あとは、少し先、2か月先とかに「楽しみ」や「目標」を設けるようにしています。たとえば「来月は△△に旅行に行こう」とか。こういった楽しみを一気に決めるのではなくて、ちょっとずつ決めるのが個人的にいいなと思って、続けています。

42歳・女性

精神腫瘍科に行って話を聞いてもらっている

私は、がんに関する悩みを抱えたときは、精神腫瘍科（がん専門の精神科）に行って相談しています。告知を受けたショックで眠れなかったり、食べられなかったり、泣き崩れたりしていたときに主治医が「精神科に相談してみる?」って言ってくれて。ちょうど病院のなかに、精神腫瘍科というものがあって、そこで医療者に話を聞いてもらったりしてから、だいぶ楽になりました。がんになって何も思わない人のほうが圧倒的に少ないと思うので、人に助けを求めるのは本当に大切です。

27歳・男性

気を紛らわすためにバラエティー番組を見るようになった

僕は、再発後の1〜2か月が本当に辛くて……。克服法とかはないんですけど、自分のなかで変わったなと思うのが「バラエティー番組を見るようになった」ことです。何かで気を紛らわしたいなと思ったときに、毒にも薬にもならないものとしてバラエティー番組を見る。実際のところ時々薬になったりするんですけどね（笑）。どうでもいいことばっかり話しているのがよくて、見るようになりましたね。

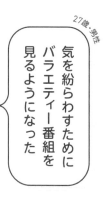

24歳・女性

頑張るのを
やめた

なんか気分がいいときはいいんですけど、ふと振り返ったときに辛い気持ちが押し寄せてきたりしますし、なんか「楽しいことを考えよう」って思うんですけど、どうしても途中で考えが変わって落ち込んじゃったりします。「常に前向きでいたい」って思うんですけど実際なかなか難しくって。10年ほど闘病してきて思ったのが「頑張るのをやめよう」ってことですね。しんどかったら、思い切って会社も休んで、1日ゆっくり過ごすとか。頑張らないといけないときは、そこそこ頑張って。自分に嘘をつかないように生きています。

35歳・女性

落ち込むときは
落ち込んで
時間が解決
してくれるまで待つ

しょっちゅう落ち込んだりしますね。がんによって仕事とか子育てがうまくできないなってときに、ど〜んって落ちてしまったり。それで体調がちょっと悪くなることもあるんですけど、そんなときは、落ちるだけ落ちるようにしています。私の場合は、その後体調がよくなると、一緒に気分も上がってくるんですよ。それを繰り返しながら、つきあってますね。

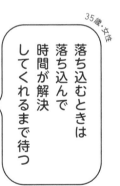

前向きになったきっかけ

僕はがん告知を受けたとき、サッカーでいうアディショナルタイム（残り何分）という表示がされたような気がしました。そのとき、当たり前ですが「人生って有限なんやなぁ……」と思って。**これから同じ時間を過ごすならできるだけポジティブに過ごしたい**とも思うようになりました。そうは言っても、メンタルには波があって。「なんでこんなに辛い思いをしなあかんねや！」って泣き叫んだことも。そんなときは、何かに没頭するようにしてがん以外のことを考えて過ごすようにしました。たとえばアニメを見まくったり（笑）。あえて仕事とかの予定を詰め込んで忙しくしてみたり。ただ、無理して「ポジティブに考えよう！」と思うと、逆に辛くなるときがあるので**無理しないことも大事**。なんでも無理しちゃうとアカンので。「もう無理！」ってなったときは、家族や友人、医療者など、まずは自分が喋りやすい人に相談してみてくださいね。

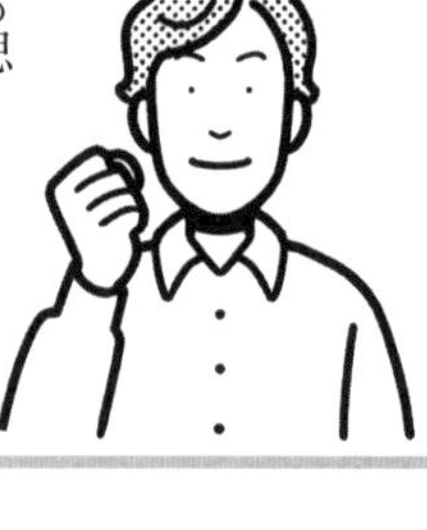

32歳・女性

元気に生きている人を見て「死なない」と思えるようになった

診断されたときは「あ、死ぬのかな」って思ったんですけど、インターネットとかで調べるなかで、いま元気に生きている人を見ることがあって「あ、私も死なへんねやろな〜」って思うようになりました。そこからは、精神的にへこむことはほとんどなくなりましたね。たぶん、その辺が疎いというか鈍感なのかもしれません。

31歳・女性

「孤独」は自分でつくっているものなんだなって思った

治療してたときは、患者会とか患者サロンに行ったことがなかったのでどんな感じなのかもわかんなかったし、たぶんそのときは自分ががんのことに向き合えてなかったんですよね。だから、健常な友達とかと遊んでて、それが楽しいってなってました。で、その後にちょっと落ち込んで、がん経験者のブログとかを見ることがあって、そこから結構元気をもらえたんです。それで「患者会にちょっと行ってみようかな」と思って、若年性のがん患者会に行きました。そのときに「いままで自分は孤独だって思っていたけど、孤独って自分でつくるもんなんだな」「自分って孤独じゃないじゃん」って思えました!

私の

がんになってからの
“友達の死との向き合い方”

20歳のときに精巣腫瘍と診断された佐藤さん（男性）。その後、若年性のがん患者団体で意気投合して友達ができたものの、その友達は旅立ってしまいました。どのようにして「友達の死を納得したのか」お伺いしました。

〈佐藤さん〉当時、カメラでいろいろ写真を撮って遊ぶのが好きだったんです。この写真とか。

〈岸田〉そうなんやぁ。この写真は遊園地？

〈佐藤さん〉そうです。この半年後くらいに、一緒に写っている彼が旅立っちゃうんですね。それがもうめちゃめちゃきつい。自分に何かがあったっていうことよりも、なんかすごくきついですよね。患者団体に入っていたりすると「こういうことは、ないことじゃない」みたいに聞いてたりしてたし、そういう経験をされてる方もいて。だけど僕にとっては初めてでした。彼とは、患者会で出会った瞬間に、とにかくもう気が合っちゃって、初めて会った気がしなかったんです。亡くなった後に、お宅に顔を見に伺ったら、僕が育ってた地域の風景と彼の家の風景がめちゃめちゃ似てるんです。あ、こういうところで育って、野球が好きで、インドアも好きみたいな。「あぁ、なんかこう仲良くなる理由がわかったな」とか思ってると、それがもう、とにかくめちゃめちゃきつくて。

〈岸田〉うんうん……。

佐藤さん　彼がこう一言二言発すると、なんかこう場の空気が和らぐというか。そういう不思議な力を持ったやつだったんですけど、そいつが亡くなって。いまも、たまにきついんですよね。

岸田　どう克服するというか（佐藤さん：うん）、そんなときどうしました？

佐藤さん　克服というか、彼の死を納得できたのは……。僕の好きなアーティストがいて、そのアーティストは、こうミュージカル調の音楽をめちゃめちゃつくる人なんです。それで、彼が亡くなって2週間後にアルバムをリリースしたんですけど、それがもうなんかね、全部自分の状況にヒットしたんです。人が亡くなる歌ばっかりなんですよ。それが全部クリーンヒットして。しかも、ライブがあって、僕めちゃめちゃそういうところ追っかけなんで、11日程全部行ったんです。

岸田　おお。

佐藤さん　全日号泣して。でも泣いてるときに冷静になる自分もいて。その冷静な自分が、こう1個1個整理していってくれて。いまもね、ちょっときつかったりとか、思い出したりとかするとさみしかったりね。彼と一緒に行った遊園地に行って、1回泣いたことありますからね、僕。「俺こんなに感受性豊かだったの……?!」みたいな。そういうこともありましたけど、そういうので1個1個。きついのは仕方ないし、きついならきついなりに……みたいな感じで少しずつ納得していけたかなって思います。

実際の会話はこちらから！

周りと比較して辛くなった

気づいたら周りと比較しちゃう気持ち、めちゃくちゃわかります。友達や同僚のSNSって、闘病しているときにみたら、やけに輝いてみえるんですよね（苦笑）。だからそれを見ないように、たとえば、**闘病専用のアカウントをつくったり、適度にSNSから距離をとったり**していました。あとは同室の患者さんが自分よりも早く退院したら、取り残されたように感じたこともありましたね。僕はそんなとき「退院したら何したいか」「食べたいものは何か」を考えて気を紛らわせてました。

そういえば、夜中に本当に苦しくて「死んでしまうかも……」と思った瞬間があったんです。そのとき「あぁ、死ぬときって1人なんや」って思ったと同時に「もしかすると、いままで周りを気にしすぎてたかも」って思いました。**「もしまだ生きられるなら、自分の生きたいように生きたい！」**この気持ちが大事なんだと気づいて、周りと比較しちゃうときはそのことを思い出しています。

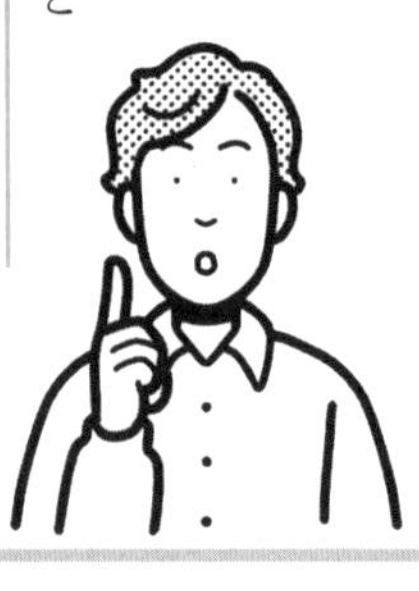

23歳・女性

見通しがたったら少し楽になった

20代後半に同級生の子たちが普通に就職してキャリアを積んで、恋愛して結婚して出産して……っていう時期があって、そのとき自分は仕事も全然安定せず、子宮も摘出してしまったから子どもも産めず、恋愛結婚にも悩んでいました。周りと比較して「もうなんのために生きているのかわかんない」っていうことばかり考えてましたね。けど、「次はこういう感じでいこう」っていうのが描けてからは、楽しかったりしますね。恋愛では、バツイチ子持ちを狙ったりして(笑)。こういった、自分なりの見通しみたいなのは大切にしています。

15歳・女性

話せる人に話したら徐々に納得できるようになった

SNSを見ると、友達が楽しんでいて「ずるい」って思っちゃいました。制服を着てプリクラを撮ったり、全部が羨ましかったです。久しぶりに会っても、話についていけないこともあって「会うの嫌だな」って思ったこともありました。でも1人で抱え込むんじゃなくて親友とか話せる人には話すようにしたら、納得できることも増えてきて自分も成長して、いまはそういうふうに思うことがなくなりました。

32歳・女性

親に相談して前を向けるようになった

がんになってから、仕事をバリバリしていたり、結婚したりしている友達と自分を比べて、劣等感を感じていました。なので、外に出づらかったり、誰かと遊んでいる自分を想像するだけで泣いちゃったり。でも、ある日親に「なかなか前向きになれない」ことを話したときに「あなたは、がんになった経験をプラスに変えて生きていけばいいんだよ」っていうふうに言ってくれて、背中を押してくれたんですよね。それで、乳がんになったのはマイナスな経験だけど、プラスに変えて生きていけたらと思うようになって、前を向けるようになりました。

私の

がんになってからの"再発経験"

19歳の夏に線維形成性小円形細胞腫瘍《せんいけいせいせいしょうえんけいさいぼうしゅよう》を発症した堂前さん（男性）。希少ながんであるとともに、「再発の可能性も高い」と言われた堂前さんが治療や再発とどうつきあってきたのか、お伺いしました。

岸田　堂前さんが再発されたときの心境とかを教えてもらえますか？

堂前さん　そうですね。自分のがんは再発性が高いっていうところで、1回目の再発っていうのがものすごくこたえたんです。頑張って治療をして手術をして、それでやっと治療が終わって、学校にも行き始めて、これからまた頑張ろうっていうところで「再発」っていうのは出鼻をくじかれたみたいな感じでした。2回目の再発は、まぁわりと1回目があったので大丈夫だったんですけど、1回寛解になって再発に怯えて過ごすってよりも、「いまみたいに自分のからだのなかのがんを薬でコントロールできている」っていう安心感っていうのが、いま自分が使っている薬ではすごくありますね。なので、いまはすごく充実した生活を送っていると自分では思っています。

岸田　ほ～、めっちゃポジティブやね。

堂前さん　1回目の再発はほんとにきつかったですけどね。考えてはいたんですけど、できるだけ考えないようにしてたというか……（笑）。

岸田　いや、もうわかるわ〜。その再発したときは、結構へこんだけど、次の治療でコントロールするっていうので、なんとかこうモチベーションを上げたって感じかな？

堂前さん　そうですね。2回目も抗がん剤を使っていたら、腫瘍が小っちゃくなったので、別の薬でも治療ができるんじゃないかっていうので、担当医の方に勧めていただいて。

岸田　うんうん。

堂前さん　「学校に行きたい」っていう要望を伝えたら、そういった薬があるっていうので。その薬は、ここ最近（取材当時の1〜2年前）にできた分子標的薬っていうので、その選択肢があるっていうのは、自分にはすごく大きかったですね。（岸田：せやな〜）いまは、もう正直、がんが完全に治るっていうことは、ま、望めないというか……。自分のなかでそこまで考えられてはいなくて。なんとかがんと共存ですか。そういうことができていけたらなっていうのは思ってます。

岸田　大人や。そうだね、そっかそっか。え、元からポジティブやった？

堂前さん　いや〜。でも楽天的ではあったかもしれないすね、多少（笑）。

岸田　（笑）（笑）そっかそっか。

堂前さん　その、やっぱ1回目の治療のとき「絶対自分は治る」って思ってたんで、その再発っていうのは辛かったですね。ま、でもなんとか、最近はもう割り切っていて。がんなって得られたものも、もちろんたくさんあるから、そういった部分で「自分はがんと生きていく」みたいな考えもあります。

実際の会話はこちらから！

みんなの自分の気持ちとのつきあい方を紹介します！

22歳・男性

僕はがんをきっかけに大学を辞めてしまって、そのときにうつ病になりました。先が見えない不安だったり、いままでの生活を失った喪失感だったり……なかなか抜け出せなかったんですけど、精神的に回復できた理由はいくつかあって。まずは、うつ病を患いながらも、がんの治療を続けることができたこと。そして、**大学に入り直して新しい目標ができたり、友達ができたこと。患者会に参加して同じがん経験者の人が普通の生活ができていることを知れたこと。共通の趣味を持つ友達ができたこと。**こういったいろいろな経験があって、精神的に回復していきました。

16歳・女性

最近、**周りに「辛い」って言う**ようになりました。実習が泣くほどしんどくて、はじめは指導者の前で泣かないようにしていたんですけど、友達とかに「自分に厳しいところあるよね」って言われて「そうなのか」って。それで「いい子でいる必要ってないのかもな」って思うようになりました。がんになって大変な経験をしたのもあって、かなり頑張ってたんです。でも最近は、くだらない話をしているときとかは「いや〜もう最近辛くて」「もうやだ」みたいなことを言ってますね。**辛いときに辛いって言う**の大事だなって思います。

21歳・男性

　がんがしんどくて、ある日がん経験者3人でお坊さんのところに話を聞きに行きました。で、「僕らがん経験者なんですよ」みたいなことを言ったら、お坊さんはいいことを言ってくれようとしたんでしょうね。「気持ち次第で小さくなっていくよ」みたいなことを話されたんですけど、一緒に行った1人がブチ切れて（笑）。「がんとはそんなものじゃない！」って（笑）。でも、がんになってからずっと殻に閉じこもっていたので、こういう経験もよかったかなって。**抜くところは抜いて楽しむ気持ちも大切**だってことは声を大にして言いたいですね。

20歳・男性

　よく、キャンサーギフトって言われると思うんですが、僕は嫌いなんですよね。**がんになっていいことなんか1個もないって。それを1番忘れたくないですね**。「がんになってからおいしい思いをしてる」みたいなのは、嫌いじゃないんですけど（笑）。がんにならなくていいんだったら、なりたくないですよね（笑）。

18歳・女性

　がんになると「やりたいことをやろう！」みたいな風潮が少しあるなと思ってます。でも、よく考えてみたら、がんじゃなくてもやりたいことをやれるわけではないし、がんになる前もやりたいことや夢はなかったんですよね。なので、私の場合は「**やりたいこと**」**よりも**「**やりたくないこと**」**に着目しています**。そしたらストレスも減りましたね。この考え方が自分には合っていたんだなと思います。

第10章

学生生活

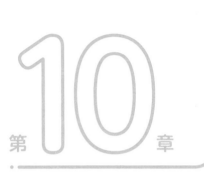

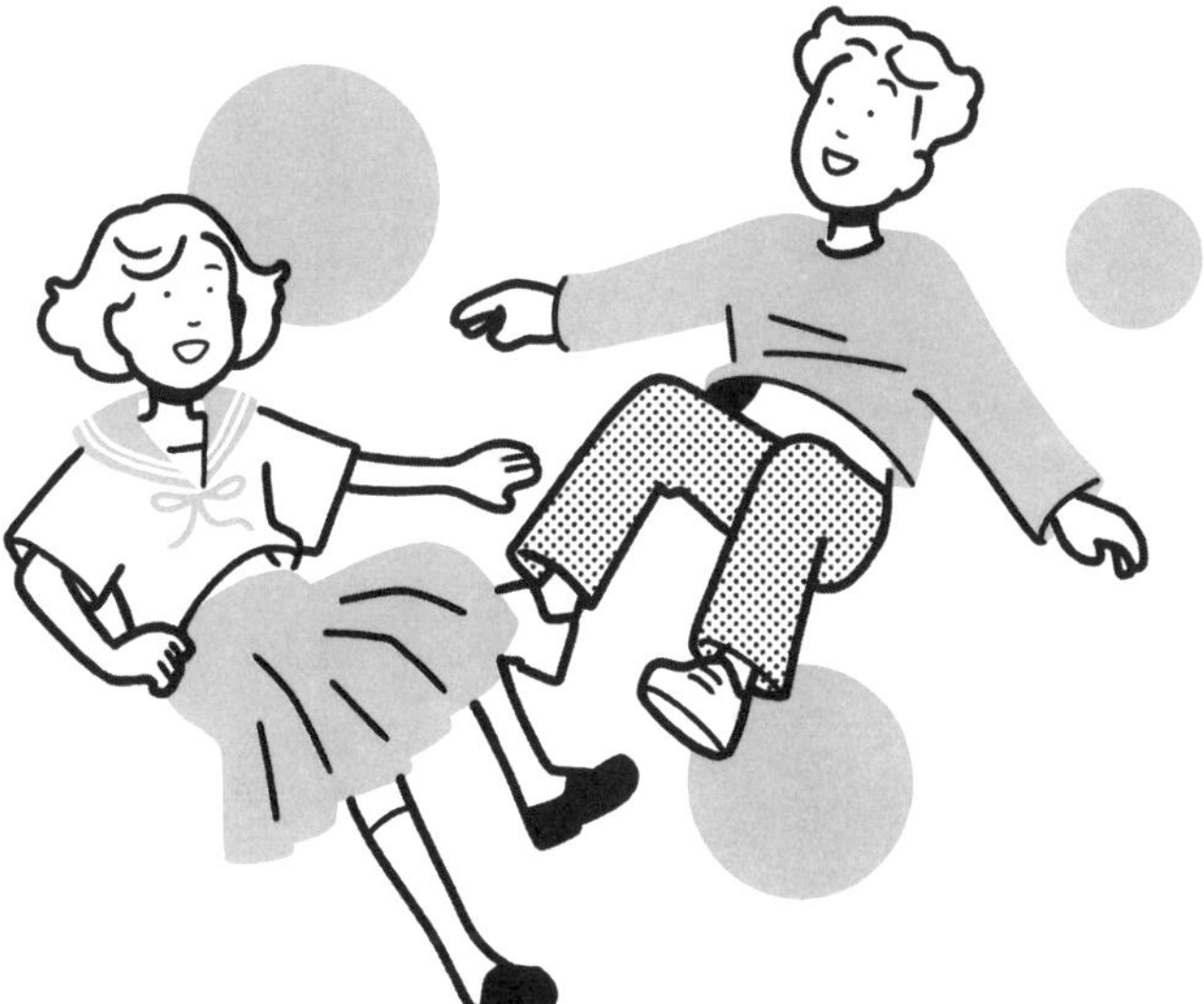

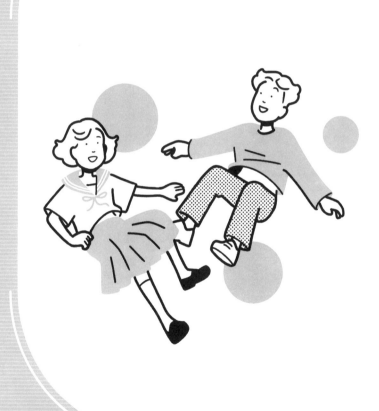

学校はどうした？

治療しながら、また、治療が終わってからどういうふうに学生生活をおくるかというお話。小学校や中学校であれば、義務教育なので、病院によっては**院内学級や訪問学級**（次ページ参照）があると思います。ただ、高校生以上になると、ほとんどの場合それがなくなってしまうので、どうやって両立させるか悩む人も多いです。たとえば、受験の場合高校受験をして希望の学校に行く人もいますが、**体力や通学のことなどを考えて通信制**の高校に行く人もいます。そのほかにも、**家庭教師**をつけて、遅れをとっていた分を挽回した人もいます。また、いまは**オンラインで遠隔授業を受ける**ことができたりも。いろいろな選択肢があるので、自分に合ったものを探してみて。

大学生だと**休学や留年**をした人もいます。教務担当の先生に相談すると課題をレポートに変更してくれたり、学生支援の担当者に相談すると必要な情報や配慮を得られると思います。気になる人は、一度相談してみてね。

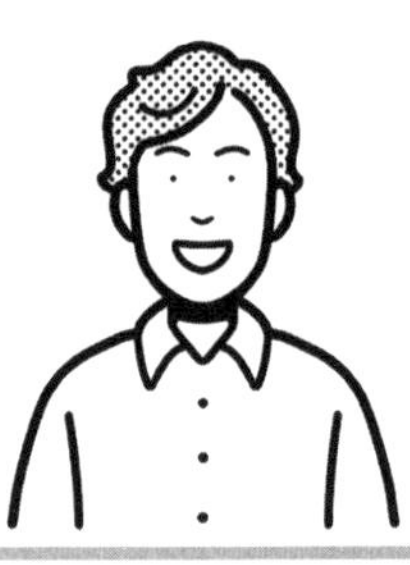

院内学級・訪問学級って？

院内学級とは、病気やけがで入院しなければならなくなった子どものために、病院内に設置されている学級のことです。原則として、院内の母体である特別支援学校へ転入手続きをすれば、いままで通っていた学校と同じように学ぶことができます。ほとんどは小・中学生が対象で、高校生向けの院内学級はとても少ないのが現状です。

また、訪問学級（教育）という制度もあり、週に数回、先生が病院に訪れてくれて勉強を教えてくれます。これは高校生も利用できますが、特別支援学校に転籍することが条件となりますので、いまの高校を一旦退学しなければなりません。復学の際には転入試験を受けないといけない場合もあって、活用しづらい一面も。

自分がどのようなかたちだと勉強ができるか、もし病院に院内学級があれば、そこの先生に相談をしてみましょう。もしなければ、親はもちろん、がん相談支援センターや医療者、スクールカウンセラーなどの人と一緒に考えてみるとよいでしょう。

がん経験者の声　吹き出しに記載している年齢はがんになったときの年齢です

15歳・男性

体力を戻してからの進学を考えている

全日制の高校に通っていたんですが、治療の関係で通信制に転学しました。通信制に通っていたときに興味をもったことがあって、それを叶えるために大学に進学したいと思っています。ただ、いまは治療の影響で体力が戻っていないので、体力を戻してから大学に進学する予定です！

14歳・女性

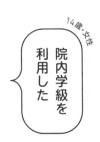

院内学級を利用した

当時学校に行くことが難しかったので、本籍はもともと通っていた学校に置いたまま、単位は院内学級で取得する仕組みを利用していました。学校の先生と院内学級の先生と親で話し合って決めてくれたみたいです。

18歳・女性

大学・専門学校と通って就職までつなげた

私は、高校卒業後の春休みのときにがんになりました。治療を始めて、そのあと自宅療養をして（このときに体力づくりを頑張りました）がんと告知されてから大体1年半後に大学に復帰した感じでした。ただ、実習などがあるなかで、当時体力が全然なかったので、通学だけでもへろへろ状態で……。もともとなりたかった職業を諦めることになっちゃったんですけど、とりあえず大学卒業まで頑張って、その次に専門学校に行きました。そこで1年ぐらい勉強して資格をとって、無事就職活動で内定をもらえました！

15歳・女性

憧れていた青春を大学生活で叶えている

がんと告知されてからも「普通の高校で普通のJKになりたい」って思ってたんですけど、治療の影響で難しくて、高校は通信のところに行きました。でも、やっぱり青春を謳歌したくて。通信だと修学旅行とかもなかったし、周りをみると青春を謳歌していて、一時期これが一種のコンプレックスみたいになってたんですよね。で、そのあと専門学校に進んで、いまはその学校で楽しんでます！　毎日友達と過ごせることがそもそも楽しくて。彼氏もできたりして、充実した日々を送っています！

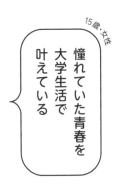

14歳・女性

普通の高校に進学してから通信制を検討してもよかった

高校進学を考えたとき、最初は通信制とか定時制にあまり行きたくなかったんです。そんなときに、たまたま通信制に通っている同じ病気の子に出会って話を聞いてみたら「通信制は自由だし、好きなこともできる。受験もないよ」っていうポジティブな話を聞いて、通信制に決めました※。

入院中も週に1回、外出届を出して通信制に通っていました。ただ、通信制の仕組み自体はすごいよかったんですけど、自分的には楽しくなかったなって思います（笑）。友達と仲良くなっても、週1回しか会えないし、文化祭や体育祭もなかったので。あとは年齢層も幅広いから気を遣わないといけなかった。やっぱり普通の高校に行って、スクールライフを送りたかったなと思いますけど、あのときはこの選択しかなかったなとも思います。通信から高校への転校は条件があったりしてなかなか難しいけど、高校から通信への転校は比較的簡単なので、いまは高校に進学してみればよかったかなと思いますね。

※通信制でも、受験が必要な場合があります

17歳・男性

保健室で休みつつ全日制の高校に通い続けた

僕は全日制の高校に通っているときにがんになったので、休学して抗がん剤治療をしました。そのあとは、行けるときに学校に行って、体調がいいときは土日も学校に行って勉強していました。学校で辛くなったときとかは、すぐに保健室に行って寝てましたね。体調がよくなったらクラスに戻って勉強して。かなり保健室を活用しました！

私の がんになってからの“進路選択”

12歳のときに急性リンパ性白血病になった木村さん（女性）と15歳のときに急性骨髄性白血病になった奥野さん（男性）に高校・大学などの進路について、お伺いしました。

岸田 木村さんは12歳のときに発症してからいままで、病気が理由で困ったこととかあった？

木村さん そうですね……。たとえば、高校受験の面接のとき絶対病気のこと聞かれるだろうなと思って、学校や塾の先生に相談をしたら「聞かれたら言っていいと思う」と言われました。それがよかったのか悪かったのかはわかんないですけど、無事合格して。結局この高校辞めちゃうんですけどね（笑）。

岸田 おぉ～～。え、辞めたのはいろいろな理由があって？

木村さん いろいろあったんですけど、病気（体力）のこともちょっとあって。それこそ、出席日数が足りなかったり、体育の実技に参加できなかったりして、留年しちゃうかもみたいな。しかも、留年してもいつ卒業できるようになるのかわからないから。「だったら、融通が利く通信制高校に行こう」と思って、高校2年生のときに転校しました。通信の高校はマジでよかったです（笑）。

岸田 お、通信よかった？

木村さん そうですね、自由だし。大学を目指していたので進学コースに入って、無事に大学に行けました。病気になる前はダンサーになりたかったので、正直大学って考えてなかったんですけど、病気になって体力に限界を感じて。誰でも入れるような大学に行きました(笑)。その大学も精神的な問題で辞めるんですけどね(笑)。ある意味伝説です。(※ただ、その後行きたかった会社に就職できました!)

中略(略した部分は動画で聞くことができます)

岸田 奥野さんも、高校は通信制に行ったんやんね?

奥野さん そうです。経過観察中に、野球推薦で高校に入って、最初は練習もついていけてたんですよ。ただ、血液検査をしたときに主治医からドクターストップがかかってしまって。それからは、自分で通信制の高校を探して、勝手に資料請求とかもして、行きました。さすがに親にも少しは相談しましたけど、どれぐらいお金がかかるとか。

岸田 え、ちなみに、通信制高校のなかで、そこに決めた理由とかってあったりする?

奥野さん なんか「ネット、面白そうやな。使えたら今後活かせそうやな」と思って、決めました。

岸田 通信制高校に通って、そして今年卒業したのよね? 今後はどういう進路を考えてるの?

奥野さん もともと大学進学(料理系)を考えてたんですけど、去年再発して治療しなければならなくなったので……。でも、個人的には飲食店をやりたいなと思っているので、来年・再来年ぐらいにはそういった大学に行こうと思っています。

実際の会話はこちらから!

学校の友達や先生との関わり

長い期間治療をしていると、治療が落ち着いてから元の学校に戻れても、休学や留年などで同級生がひとつ上の学年になってしまうことがあります。すると、同級生が先輩になり、後輩が同級生になるという関係に。僕の周りのがん経験者は初めは葛藤するけど、新しいクラスメイトと接する時間が多くなるにつれてだんだん慣れていったという人も多くいます。

ちなみに、学校の先生たちは思っている以上にめちゃくちゃ心配してるので、授業も配慮されがち。**できるのに、やらせてくれないこともあったりするので、できることはちゃんと先生に伝えてみてもいいかも**。

少しテーマとはズレますが……。もし同じ学校にきょうだいが通っている場合は、周りに何か言われているかもしれません。親御さんは、きょうだいの子にも十分気を遣ってあげてくださいね。

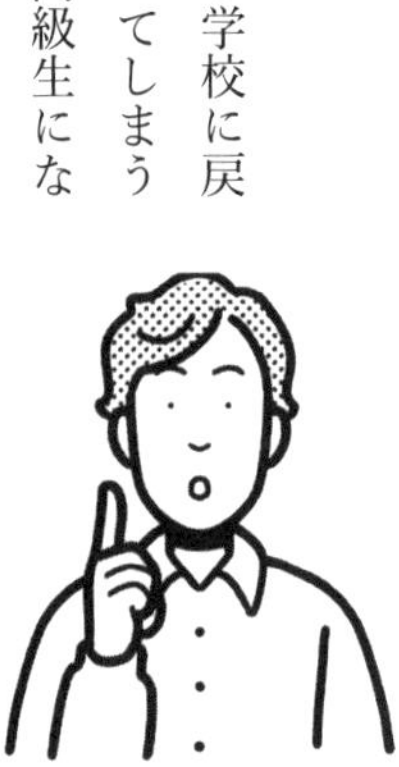

15歳・男性

クラス替えが
友達づくりの
きっかけになった

高校の入学式は「帽子・松葉づえ・マスク」の状態で、学校に通えるようになったのは半年後でした。そのときも「誰が見ても闘病中」っていう見た目だったので、同級生から腫物を扱うような空気はありましたね。ただ、ありがたかったのは毎年クラス替えのある学校だったので、次年度は副作用も落ち着いていて、クラスのメンバーもほとんど変わったこともあって、友達ができました。

15歳・女性

悩みをいろいろな人に
話したことで
少しずつ成長できた

入院生活のときに同い年の子たちが楽しんでいる姿をSNSで見てしまって、それが結構辛かったです。なんか置いてかれてるような気がして。で、ちょっと性格悪いかもなんですけど、この気持ちとかを親友に話しました。そしたら、すごい励ましてくれて手紙とか連絡もくれました。その後、無事退院できたんですけど、周りと比較することは度々ありました。でも、その度に話せる人に相談したりしていたら、自分のなかで納得できることも多くなってきて、少しずつ成長できたかなって思います。

29歳・女性

周りに言っておけば
よかったと思うことも

社会人になってから再度大学で勉強をしていたときに、がんと告知されました。無事復学はできたんですけど、周りは「なんかあったんだろうな」っていうことがわかってるみたいで、あんまり触れないでくれました。ただ、詮索してくる人はいましたけど、これはしょうがないと思います。でも、いま思うと、ある程度周りに言っておけば、配慮とかもしてもらえてよかったんじゃないかなとは思います。

みんなの学生時代の経験を紹介します！

29歳・女性

ある日、乗ってた電車が混んでて、目の前の席が空いたんで、すっと座ったんです。そしたら、近くにいたおばちゃんがその席を狙ってたらしくて「あなた、若いのに」みたいなことを言われたんですよ。そのときに「あぁ～。でもこの人から見たら、私は普通の人に見えるんだな」と思って、ちょっと嬉しかった(笑)。それで、**「もしかしたら周りの人も、私にわからないだけで病気とかを抱えてるかもしれない」**って思うようになりました。それまでは自分のことを「欠陥のある人間」って思ってたりしたんですけど、これに気づけたおかげで、**前向きに生きられるようになりました。**

22歳・女性

私は**院内学級**にすごいお世話になりました。病院によると思うんですけど、私のところは模擬店みたいなのをする行事があって、そのときはパジャマじゃなくて私服を着たりできたんですよ。こういうメリハリが病院内であったのは、すごく楽しかったなって思います。その後、指定校推薦で大学に行きました。ただ、やりたいことをやるために、いまは休学中です。**休学したら周りと比べないようになりました。**休学期間を楽しんでいます！

20歳・男性

大学の入学が決まったときに、学校側に病気のことや治療のことを相談して、授業についても交渉しました。配慮とかもお願いしたり。で、4月の入学式の日に学校から「学校来てないですけど大丈夫ですか？　無断欠席ですけど」って連絡があって、そのときは「おっ？」ってなりましたね（笑）。「事前にちゃんと話していたのに、なんでだ？」って。これは完全に**学校側で共有されてなかった**感じでした。１人ひとりの面倒をみてくれるわけではないとは思ってたんですけど、ちょっとショックでしたね。入学式ではこんなことがありましたが、いまでは学生生活を謳歌しています！

18歳・女性

当時予備校生で、がんとわかったときはまだ受験する気でいました。ただ、手術と受験が被って、**受験は断念し学校も退学しました。**「治療が少し落ち着いてから勉強しよう」と思ったんですけど、ずっと座っていられなくって……。もし受かっても、大学に通学する体力がないなと思い、受験する年をもう１年後ろにしました。で、**いま予備校に通って、大学受験のために勉強をしています！**

17歳・男性

がんになったときの担任の先生のことがすごく好きで、学校の先生を目指すようになりました。いまは大学に通って、ちょうど教員採用試験を受けようと思っています。**教育実習とか行くと体力的に結構大変だったんですけど「やっぱりなりたいな」って思った**ので、学校の先生を目指して奮闘中です。

おわりに

この本を最後までお読みいただきありがとうございます！

少しでも皆様のお役に立ちましたでしょうか？

この本で、僕が、『がんノート』をスタートしたときから思い描いていた、がん経験者さんの「縦軸（時系列）でのエピソード」だけではなく、項目ごとの「横軸（悩み別）でのエピソード」も見れるようになればいいな！　がついに実現できました。

それは、翔泳社の橋本夏実さんがめちゃくちゃサポートしてくださったおかげです。この場をお借りして御礼申し上げます。


そしてなにより、がんノートに今までご出演してくださった皆様や、この本のために新たに経験を聞かせてくださった皆様、監修にご協力くださった皆様、本当にありがとうございました。心より、心より感謝申し上げます。

載せきれなかったエピソードは、特典からお読みいただけますので、もしよければそちらもお読みください。


この本をお読みいただきました皆様が、自分らしく生活できることを心より願っています。

NPO法人がんノート　代表理事
岸田徹

著者プロフィール

岸田徹（きしだ・とおる）

1987年生まれ、大阪府出身。立命館大学卒。

NPO法人がんノート代表理事。

25歳で「胚細胞腫瘍（胎児性がん）」という希少がんの告知を受ける。それから約3か月の抗がん剤治療、2度の手術を受けて社会復帰するが、約2年後に再発し再手術を受ける。現在は経過観察中。

自身の経験から、医療情報以外の「患者側の情報」も大切だと考え、がん経験者へインタビューを行い、それをYouTubeで生配信する番組『がんノート』を2014年から始動。配信はすでに300回を超え、世界最大級のがん経験者インタビューWEB番組となっている。現在は、国立がん研究センター広報企画室にも所属。また、厚生労働省がんとの共生のあり方に関する検討会の委員や昭和大学医学部客員講師、小・中・高校のがん教育外部講師など多方面で活躍している。

スペシャルサンクス

（敬称略・順不同）
大阪国際がんセンター 血液内科
　診療主任・AYA世代サポートチーム 多田雄真
国立がん研究センター 中央病院 アピアランス支援センター
　センター長 藤間勝子 / 栄養管理室 室長 土屋勇人・主任栄養士 阿部寛子
国立がん研究センター 東病院 栄養管理室
　室長 千歳はるか
昭和大学 保健医療学部
　教授 渡邊知映
静岡県立こども病院
　がん相談支援センター（小児がん相談室） 室長補佐
　がん化学療法看護認定看護師 加藤由香
富山大学附属病院 看護部
　がん看護専門看護師 樋口麻衣子
遊育園こどもクリニック
　院長 楠木重範
キャンサーコネクト株式会社
　代表取締役 藤田雄一

会員特典データのご案内

会員特典データは、以下のサイトからダウンロードして入手いただけます。
https://www.shoeisha.co.jp/book/present/9784798179285

● 会員特典（PDF）
本書で紹介できなかったがん経験者の体験談

※会員特典データのダウンロードには、SHOEISHA iD（翔泳社が運営する無料の会員制度）への会員登録が必要です。詳しくは、Webサイトをご覧ください。
※会員特典データに関する権利は著者および株式会社翔泳社が所有しています。許可なく配布したり、Webサイトに転載することはできません。
※会員特典データの提供は予告なく終了することがあります。あらかじめご了承ください。

カバーデザイン　西垂水 敦・市川 さつき（krran）
カバーイラスト　pum
本文デザイン・DTP　原 真一朗（Isshiki）
本文イラスト　金安 亮

がん経験者のリアルな生活
「恋愛・仕事・お金」の悩みと上手につきあうヒント

2023年10月25日 初版第1刷発行

著者　岸田徹《きしだとおる》
発行人　佐々木 幹夫
発行所　株式会社 翔泳社（https://www.shoeisha.co.jp）
印刷・製本　日経印刷 株式会社

ISBN978-4-7981-7928-5
Printed in Japan